名誉主编／李为民　周清华　何成奇

加速康复外科

——肺康复训练实践

主　　编／车国卫　赖玉田　王　娇
副 主 编／苏建华　王　彦　杨　梅

四川科学技术出版社

图书在版编目（CIP）数据

加速康复外科:肺康复训练实践/车国卫,赖玉田,
王娇主编. -- 成都:四川科学技术出版社, 2023.1
ISBN 978-7-5727-0844-2

Ⅰ.①加… Ⅱ.①赖… ②王… ③车… Ⅲ.①肺疾病
—康复 Ⅳ.①R563.09

中国国家版本馆CIP数据核字(2023)第022475号

JIASU KANGFU WAIKE——FEIKANGFU XUNLIAN SHIJIAN
加速康复外科——肺康复训练实践

主　　编　车国卫　赖玉田　王　娇

出 品 人　程佳月
策划组稿　钱丹凝
责任编辑　税萌成
封面设计　墨创文化
责任出版　欧晓春
出版发行　四川科学技术出版社
　　　　　地址 成都市锦江区三色路238号　邮政编码 610023
　　　　　官方微博 http://weibo.com/sckjcbs
　　　　　官方微信公众号 sckjcbs
　　　　　传真 028-86361756
成品尺寸　170 mm×240 mm
印　　张　12.25　字数 245 千　插页2
印　　刷　成都市金雅迪彩色印刷有限公司
版　　次　2023年7月第 1 版
印　　次　2023年7月第 1 次印刷
定　　价　128.00元

ISBN 978-7-5727-0844-2

邮　　购：成都市锦江区三色路238号新华之星A座25层　邮政编码：610023
电　　话：028-86361770

‖ 本书编委

车国卫　教授（四川大学华西医院）

常　帅　博士（四川省人民医院）

常钧科　博士（四川大学华西医院）

陈　曦　护师（四川大学华西医院）

董映显　博士（四川大学华西医院）

杜　娜　主管护师（四川大学华西医院）

高　珂　主任医师（成都市第二人民医院）

龚　胜　主治医师（成都市第十人民医院）

顾一敏　博士（四川大学华西医院）

韩兆杰　主治医师（陆军军医大学西南医院）

黄　健　副教授（无锡市人民医院）

胡建容　主管护师（四川大学华西医院）

戢艳丽　主管护师（四川大学华西医院）

赖玉田　讲师（四川大学华西医院）

李　洁　护师（四川大学华西医院）

李鹏飞　博士（四川大学华西医院）

李双江　博士（四川省肿瘤医院）

李佳龙　博士（四川省肿瘤医院）

李　珏　博士（四川大学华西医院）

林嵘嘉　主治医师（福建省立医院）

刘伦旭　教授（四川大学华西医院）

杜春萍　副教授（四川大学华西医院）

毛承毅　主治医师（四川大学华西医院）

宋文鹏　博士（四川大学华西医院）

苏建华　主管技师（四川大学华西医院）

沈　诚　讲师（四川大学华西医院）

田　龙　讲师（四川大学华西医院）

王　鑫　讲师（四川省肿瘤医院）

王　娇　主管技师（四川大学华西医院）

王铭明　讲师（成都市第二人民医院）

王　彦　讲师（四川大学华西医院）

王春梅　讲师（成都市第二人民医院）

徐　慧　主管护师（四川大学华西医院）

杨　梅　副主任护师（四川大学华西医院）

周　坤　博士（浙江医学院附属第一医院）

周洪霞　主管护师（四川大学华西医院）

郑　羽　博士（四川大学华西医院）

郑　娥　主管护师（四川大学华西医院）

张立明　讲师（成都市郫都区中医医院）

‖ 序 言

肺康复训练是加速康复外科（enhanced recovery after surgery，ERAS）在胸外科实践的有力抓手，也是实现加速康复外科目的的主要手段和途径。研究表明，围手术期肺康复训练的合理应用有诸多优势，首先，能改善并提高肺功能，使肺功能差不能耐受手术的患者获得手术机会；其次，对术前有高危因素的患者，可以显著降低其术后并发症和肺部感染发生率；最后，还可以改善患者术后常见临床症状（如咳嗽、气短等）的严重程度和减少持续时间。然而，这种"高大上"的理念为何在临床上难以"接地气"呢？主要原因是目前临床上缺乏可行（可操作、可评估和可重复）的方案，以及患者的依从性差。

"可操作"的临床方案是肺康复训练实践开展的基础。"可操作"的临床方案应有以下特征：首先方案本身简单、易行；其次团队每位成员既能了解全过程又能完成自己的工作，使"承接和下传"均有效；最后患者的依从性要高。如何才能同时做到这几点呢？我们认为应该是"以病人为中心"和"以问题为导向"，并以解决科室管理及术后患者常见和共性的问题为主。如何"以病人为中心"，即打破科室之间的"围墙"，简化流程和步骤，这需要多学科协作和医护一体。四川大学华西医院胸外科早期的方法是以问题立项目，以项目建团队，共同参与。最终项目完成时，大家能在认识提高的基础上还达成一些共识，并逐步应用及推广。

"可评估"的临床方案是肺康复训练实践实施的保障。"可评估"的临床方案体现在以下几方面：①基于患者"个体化"的合理的评估方法和肺康复方案。②方案在团队执行过程中，每个环节都有客观评估体系，促使每个环节都达到目标。③针对每个方案全程效果评估，并不断优化流程。总之，"可评估"的作用是方便及时评估并发现问题，不断纠正方案，使其更加切合临床实际，从而确保肺康复方案实施的可持续性和安全性。

　　"可重复"的临床方案是肺康复训练实践普遍推广的前提。只有得到循证医学证实和临床重复应用且均能达到目标的肺康复方案才具有生命力并造福患者。同时"可重复"也意味着我们不能照搬、照抄现有的方案，若不结合单位和个人实际，可能会造成相反的结果。现在临床肺康复方案推广难的主要原因也是我们在应用某些方案时，理解有偏差，单位条件不具备时盲目照搬方案应用，从而导致效果差，最终体会不到肺康复训练的优势而放弃应用。如何才能增加肺康复训练临床实践方案在临床应用中的"可重复"性呢？首先，要加强肺康复训练临床实践方案的宣传，包括团队中的每个成员和患者；其次，不同单位及团队在应用时都要根据自身情况对方案进行改进，合理评估并修正每个环节，使其符合实际情况；最后，肺康复训练临床实践方案实施过程中同一操作要有多种方法备选（如肺康复训练时，既可以用心肺运动专用设备，也可选择登楼运动），这样肺康复实践才会得到广泛应用及推广。

　　患者依从性是肺康复训练临床实践方案可持续实施的保证。方案早期实施阶段应加强对团队成员的专业训练，并对结果进行持续评估；且医生要坚持应用并总结经验。既往研究发现，术后并发症发生率的降低与肺康复训练"依从性"呈正相关。因此，要"协同创新、学科协作、医护一体"，将临床与科研相结合，最终形成"可操作、可评估、可重复"的简单、易行且患者依从性高的临床方案。

　　总之，我们认为加速康复外科理念及微创技术的进步是肺康复发展的动力，医护一体和多学科协作是肺康复顺利实施的保障。肺康复临床方案的规范化应用必将造福患者。

车国卫　刘伦旭
2023 年 1 月

‖目 录

第一章

概　述

第一节　肺康复训练临床应用现状

肺康复训练的关键是降低胸外科围手术期相关并发症。微创外科的兴起已大大减少了传统手术带来的创伤，但是因年龄或伴随疾病的增加，如冠心病、慢性阻塞性肺疾病（COPD）和糖尿病等，仍可导致术后并发症发生率增加。大量临床研究已证明，围绕微创技术，实施围手术期肺康复训练、流程优化和多学科协作可减少医疗干预（过度治疗）并促进患者机能尽快恢复（效果）。现有肺癌手术术前评估方法及危险因素预测，均不能适应治疗人群的改变及外科技术的发展，需要重新研究合理并适用的术前评估方法和高危因素，以及对高危因素的干预措施，即术前肺康复训练。已有研究表明，术前肺康复训练有助于肺癌合并高危因素患者手术后快速康复。以下基于国内外围手术期肺康复训练的研究成果，从围手术期肺康复训练的最佳人群、训练方案、必要性及局限性进行阐述。

一、肺康复训练的必要性

随着肺癌外科治疗人群和手术方式的变化，寻找合理的术前心、肺功能评估体系和针对高危因素预防治疗方法变得越来越迫切。心肺运动试验（cardiopulmonary exercise test，CPET）可以弥补静态肺功能检测（resting pulmonary function test，PFT）的不足，目前，CPET已在临床上广泛应用。有研究对患者（康复组）应用术前肺康复训练（物理训练）+ 药物治疗（抗生素、支气管扩张剂和吸入性糖皮质激素），研究结果表明康复组患者术后并发症和肺部感染发生率均较未康复组下降明显，且康复组患者术后住院日显著缩短。还有研究对肺功能差不能手术的肺癌患者进行了 2 周肺康复训练，使肺功能达到了肺叶切除术的标准，且未增加术后并发症。对手术前后肺癌合并 COPD 患者心率和血氧饱和度及运动耐力的研究发现，术前肺康复训练可以有效改善患者的生活质量。这些研究均提示，现有的通过肺功能评估体系进行术前评估肺叶切除的风险的方法已存在局限性，多学科合作（肺科或康复科）通过术前评估发现高危因素和预防治疗方法已成为术后快速康复的必然。当然这仍然需要更多的研究来验证。

目前对于外科手术的成功与否，其评价标准不单单只是通过手术技术来评判。而如何使术后患者恢复正常的生活，参与社会活动，减少住院花费、药物使用、再次住院的概率，维持健康，越来越成为大家关注的问题。因此，对于手术风险、术后并发症以及术后生存的评估就显得尤为重要。大部分需要进行手术的患者都可能存在长期生活习惯不良所造成的健康问题，但是术前的健康状况与术后并发症的发生密切相关。术后心肺并发症是导致围手术期发病和死亡的主要因素，麻醉和手术对于心肺功能也有重要的影响。而肺康复在整个围手术期的介入对预防术后并发症、确保手术达到预期以及维持患者健康有重要的作用。术前康复能够提升患者健康状况、提高氧转运能力、增加心肺储备功能、激发患者的自主效能、提高手术耐受能力、减少术后并发症的发生。术后康复能在术后早期指导呼吸训练和有效咳嗽，有效地清除气道分泌物，改善肺不张，预防肺部感染，减少住院时长和住院花费；鼓励患者早期下床活动能够改善氧转运的能力，维持并提高肌肉的肌力、耐力以及肌肉的柔韧性，维持正常的神经系统功能，减少焦虑和压力，促使患者尽早恢复，尽快回归日常生活。整个围手术期的肺康复都是为了促进患者恢复正常的生活，维持终身健康，为个人、家庭和社会减少疾病负担。

二、肺康复训练的最佳人群

1. 合并肺疾病且需要手术的人群

在外科手术中，围手术期患者状况是决定手术的危险程度、手术方式及手术效果的其中一个因素，严重影响围手术期的进程和结果。但是肺康复是否实施也不能完全严格地根据患者的状况来决定，也应考虑个体的需要。因此，凡是存在影响手术结果和患者生存的危险因素的患者都是围手术期肺康复的最佳人群。通过术前、术后评估即可判断患者是否适合进行肺康复，以及决定实施肺康复的方案和强度。2013 年美国胸科协会发表的关于肺康复的指南中提示，无论是阻塞性肺疾病、限制性肺疾病、肺癌还是胸腹部手术的围手术期都属于肺康复的适应证。

2. 合并高危因素的人群及评定标准

合并的高危因素主要包括：年龄 ≥ 75 岁，吸烟史，气管定植菌，哮喘或气道高反应性（airway high response，AHR），肺功能临界状态或低肺功能，呼气峰值流量（peak expiratory flow，PEF）< 320 L/min，肥胖，肺部基础疾病及其他胸部疾病如合并肺部系统疾病或慢性阻塞性疾病或哮喘、结核等其他病变引起的肺间质纤维化等。有以上情况的人都是合并高危因素的人群。

三、肺康复评估方法

1. 术前评估方法及临床应用标准

术前肺康复评估主要是手术相关危险因素的评估，包括病史评估、肺功能评估、CPET。病史评估的高危因素如前撰述。肺功能评估：FEV_1 > 2.0 L，低危；1.0 L < FEV_1 < 2.0 L，危险增加；FEV_1 < 1.0 L，高危。ACOSOG Z4099/RTOG 标准：FEV_1%：50%~60% 或年龄 > 75 岁和一氧化碳弥散量（DLco）50%~60%。ACCP 标准：预计术后 FEV_1 < 40% 或 DLco < 40%。CPET：CPET 能够反映患者氧转运的能力，并更准确地提供患者心肺有氧代谢能力的信息。CPET 的结果往往跟静态肺功能没有直接的相关性。临床上主要采用 6 分钟步行试验、往返试验、爬楼梯测试、CPET 等，通过峰值耗氧量、运动前后氧饱和度和心率的变化等指标反应患者氧转运能力。评价标准参照 ACCP 标准：VO_{2peak} < 10 ml/（kg·min）或者低于 35% 预计值为高术后死亡风险；15 ml/（kg·min）< VO_{2peak} < 20 ml/（kg·min）为中度围手术期并发症和死亡风险；VO_{2peak} > 20 ml/（kg·min）或者高于 75% 预计值则为低危。目前 6 分钟步行试验和往返试验都还没有一个标准化的评定结论，一些研究中把测试距离大于 400 m 作为判断的临界值。爬楼梯测试：目前认为爬楼高度大于 12 m，大约相当于 4 层楼的高度可耐受肺叶切除。运动测试中氧饱和度下降，超过静息氧饱和度的 4%，也被认为是围手术期危险因素。

2. 术后评估方法及临床应用标准

主要通过评估患者术后状况，以决定是否采取肺康复干预以及采用何种方式的肺康复方法和肺康复的强度。评估的内容主要包含以下方面：

（1）临床状况：病史、手术方式、手术时间、手术类型、切口、生命体征、肺部听诊等。

（2）疼痛：术后的疼痛评估主要采用 NRS、NPS 或 VAS 疼痛评估方法。

（3）呼吸困难：Borg 自觉呼吸困难及疲劳指数评分（0~10 分），包括静息下和活动后。术后呼吸困难的表现能够一定程度上反映患者术后心肺的耐受能力。

（4）咳嗽效力：咳嗽效力的评估主要通过咳嗽的声音和咳嗽的过程来判断咳嗽是否有效或分析咳嗽效力弱的原因。部分患者在术后容易出现慢性刺激性咳嗽，对于这部分患者我们也可以采用咳嗽问卷对其咳嗽的状况进行评估。

（5）胸腔引流：实施肺康复训练之前还应观察引流管是否在位、是否有扭转或阻塞、引流量、引流液体颜色及性状等。

（6）活动能力：卧床、床上活动、坐起、站立或者步行，以及步行的距离，此外还包括日常活动能力的评估。

四、围手术期肺康复的训练方案及实施

1. 宣传教育

疾病状态：告知患者及家属疾病所处状况。疾病改变：向患者及家属讲述疾病所带来的各种生理和病理改变。术前准备：告知患者术前准备的重要性，以及教会其需要进行哪些准备（包括气道廓清技术、肺控制、激励式肺量计、运动方法等）。术后康复：告知患者术后进行肺康复的重要性，以及提前教会患者如何进行术后康复（包括有效咳嗽、用力呼气技术、肺策略、肺控制、激励式肺量计、体位管理、运动等）。心理康复：必要时可对患者进行心理干预。营养：告知患者在围手术期间保持良好营养状况的重要性，必要时给予患者营养的建议。

2. 药物治疗

抗感染：术前具有高危因素（①病原学证据；②气管定植菌）或诊断肺部感染的，术前3天及术后2天应该应用敏感抗生素。

祛痰：药物均按照说明书方法使用。雾化吸入类，如乙酰半胱氨酸溶液等；口服类，如乙酰半胱氨酸片、标准桃金娘油肠溶胶囊、盐酸氨溴索片等；静脉滴注类药物建议住院期间用。

平喘：糖皮质激素类，如布地奈德雾化混悬液等。支气管扩张剂，如硫酸特布他林雾化液。雾化吸入类，如异丙托溴铵气雾剂、噻托溴铵粉吸入剂。

3. 物理治疗

1）宣传教育

呼吸控制：呼吸控制可帮助患者调节呼吸频率和模式，改善肺不张。咳嗽训练：通过有效的咳嗽方法帮助患者更好更高效地排出气道分泌物，减少肺不张，促进通气改善。四肢运动：肢体的活动一方面能够维持正常的关节活动范围、维持肌肉的长度和肌力，另一方面可改善肺容积、优化通气。体位管理：术后尽早尽快地采取直立位能够帮助患者改善通气，优化通气血流

比，主要包括床上的翻身、坐起、体位转移、椅上坐起以及站立步行。有效伤口支撑：尤其是术后咳嗽的伤口支撑，能有效缓解术后疼痛。例如，胸部行开放式手术的患者，术后咳嗽时可以将小的软枕抱胸前。激励式肺量计：临床中，激励式肺量计的使用能够提高患者的自主深呼吸的能力，帮助患者改善肺容量。

2）运动方案

主要包括有氧训练、力量训练与牵伸训练，根据美国运动医学会的指南推荐处方如下：

（1）有氧训练处方

a. 方式：快走、功率自行车、四肢联动等。

b. 频率：4~8 周，至少 2 周，具体可依据手术时间安排来决定。

c. 时间：30~60 分钟，强度：Borg 评分 4~6 分（0~10 分）。

（2）力量训练处方

a. 方式：上下肢大肌肉抗阻训练。

b. 频率：2 次 / 周。

c. 强度：Borg 评分 4~6 分（0~10 分）。

（3）牵伸训练处方

a. 方式：上下肢大肌肉。

b. 频率：2 次 / 周。

c. 强度：牵伸到稍感不适。

在运动中应适时监测患者的血压、心率及氧饱和度，若患者在运动中有氧饱和度的持续下降，可考虑在吸氧下进行运动。若出现头晕、头痛、心慌等应停止运动。

五、围手术期肺康复训练方案临床应用的局限性及研究方向

现阶段的肺康复训练仍然存在一定的局限性。如在围手术期肺康复的疗效上还存在争议，主要原因包括不同团队所采取的评估和评估标准以及实施方案不同，影响相应的研究得到的结论。因此，围手术期肺康复方案仍然没有形成国际共识和指南，方案实施也受到多重因素的影响，比如患者的花费、手术等待时间等。此外，病人的理解与真正的配合治疗，才能使肺康复有效实施。结合快速康复实践，目前术前宣教中存在以下问题：①护理为主，主要宣传科室情况及注意事项，偏重事务性。②粗略地讲述各专科手术的注意事项，针对性差，可操作性差。③过多术前宣教与准备，增加工作量，因此，医患双方都有走形式的感觉。从深层次看，医患都对术前宣教存在认识的误区，均认为对手术帮助不大（如戒烟），对部分宣教问题理解不

够。其次宣教也要在"群体到个人"和"个人到群体"之间恰当转换，即群体宣教与个人宣教相结合。最后，医护一体化。通过项目方式使护士对所从事的工作有深入理解并进行改进。事实证明这是最好的方式（具体在后详述）。本书所提及的研究方案仍然存在以下不足和需要改进的地方：第一，临床研究样本量小且是单中心研究，同时使得一些实验结果并无统计学意义，需要进行多中心研究并增加样本含量。第二，术前心肺运动试验很多医院不能开展，使其应用、推广得到限制，因此需要有备选方案，提高其可评估性及可操作性。第三，术前训练多为 7 天，这种方案增加了在胸外科病房实施的难度，而在社区医院或家庭进行肺康复训练，又存在患者依从性差，以及训练有效性难以合理评估的问题；这需要不断将方案简化且建立正确的评价体系，使训练效果得到保障，进一步增加肺康复方案的可操作和可重复性。第四，研究发现术前药物康复也应采纳，可以有效、快速缓解支气管痉挛和气道高反应性，但其临床应用仍有许多研究工作要做。尽管现今四川大学华西医院胸外科肺癌患者术前评估与肺康复训练方案有许多瑕疵，但初步临床应用也取得了较好的效果，相信随着临床研究结果的不断出现，不断优化的方案必将从"高大上"到"接地气"，从而服务于更多的患者。

第二节　肺康复训练与加速康复外科

一、加速康复外科理念的内涵

加速康复外科（ERAS）又称为快速康复外科（fast-track surgery，FTS），其内涵是减少创伤对机体应激反应，促进机能快速康复；外延体现在临床上降低并发症发生率并缩短住院时间。加速康复外科理念的变化与医学科学的发展是同步的。

加速康复外科的内涵和外延变化大致体现在这几个时间段：① 1997 年以前 FTS 应用最多；FTS 体现的是术前和术后的管理流程（track）优化，临床关注的是优化患者诊治流程，如缩短检查、麻醉和气管插管时间；腹部手术则关注改善围手术期饮食管理等，这期间微创外科已有发展，但其作用未能充分显现。② 1997—2006 年，快速康复外科和加速康复外科同时应用；微创技术在 FTS 中的作用突显，不但降低了外科手术导致的应激反应和并发症，也缩短住院时间。③ 2006 年至今以 ERAS 为主，这期间以微创技术为中心的麻醉和术后管理的优化，且大量临床试验研究取得了预期的结果；但临床试验或应用过程中发现，任何一项技术或方法的变化都不可能完全达到患者快速康复的目的。④ 2015 年以后出现的快速康复外科应该以患者症状恢复（patient-reported outcomes，PROs）为目的；有研究者认为，FTS 和 ERAS 的效果评定多是从医生角度进行评价，不能准确反映患者机体状况和感受，因而近年提出 PROs 作为评定是否快速康复的指标。总之，FTS 模式反映了以患者为中心、促进患者术后早日康复且患者最大限度满意的观念，这值得我们深思。

二、加速康复外科流程优化

ERAS 在临床应用中需要多模式或多学科协作完成，要真正实现从"疾病治疗到健康管理"的转变，就需要对流程和管理进行优化，然而目前各个学科都只进行了局部改进，导致基于微创技术进步带来的 ERAS 优势打了折扣。通过多学科协作，并基于微创技术对围手术期流程进行优化，理论上应该可以使 ERAS 的优势充分实现。

术前准备主要是宣教和高危因素评估，如何才能做到正确的术前宣教并产生好的结果呢？首先，护理工作要围绕手术的快速康复进行，并真正理解每一项工作与快速康复的关系，产生"不如此，就如此"的理念，如不戒烟，就增加术后肺部并发症等。其次，宣教也要做好"群体到个人""个人到群体"的恰当转换，即群体宣教与个人宣教相结合。最后，医护一体化，并通过项目方式使护士对所从事的工作有深入理解，并进行改进。随着肺癌外科治疗人群和手术方式的变化，寻找合理的术前心、肺功能评估体系和针对高危因素预防治疗方法变得越来越迫切，如通过 CPET 评估具有高危因素的患者，并进行术前的肺康复训练。

患者的个体化麻醉理念、手术器械及管道管理是术中需要优化的部分。个体化麻醉主要体现在：①根据手术病种进行"个体化"的麻醉，如采用非插管全身麻醉模式进行胸腔镜下交感神经烧灼术治疗多汗症或气胸等。②根据手术方式选择麻醉方法，电视辅助胸腔镜（VATS）手术时间短，有时可选择非插管、单腔管等。③气管内插管拔管时机也应"个体化"，手术顺利且时间短的患者最好术后立即拔除气管内插管，部分患者可在复苏室拔除，个别需要呼吸机支持的患者才需要到重症监护室拔除。手术器械优化部分，主要是根据病种和手术方式选择合适的器械包，不仅可以提高效率，还能够降低成本。同时可以降低术中不良事件发生率，缩短手术时间。管道管理中，并非所有的患者都必须留置导尿管，无导尿管留置患者术前和术后进行宣教并辅以诱导性排尿，并没有增加术后尿潴留。胸腔引流管的优化具体表现在：①单管引流取代双管引流。②引流管管径变小。③术后引流管的拔除条件放宽（若无漏气，300 ml/d 也可拔除）。

术后的管理包括疼痛管理和症状管理。疼痛管理优化的出发点具体可从以下几点考虑：①患者从麻醉复苏室回病房后，是否仍有必要应用心电监护。②导尿管应尽早拔掉，强调术前宣教并应用诱导等方法尽量避免重新导尿，若有前列腺增生可考虑应用相关药物。③胸腔引流管尽早拔除。④鼓励患者尽早下床活动，并围绕患者活动优化相应临床干预和药物使用。胸腔镜与开放肺叶切除术相比较，术后主要症状依次是疲劳、疼痛、气促、失眠、嗜睡，疲劳恢复的时间最长，而腔镜手术的疼痛恢复时间显著短于开放手术，同时研究结果发现术前身体状况差且伴随疾病多是术后疼痛时间延长的主要因素。这也提示了通过发现高危因素并进行预防治疗的术后症状管理模式，不但可以优化流程，还能有效促进患者快速康复。

三、围手术期加速康复外科与肺康复

（一）加速康复外科理念术前肺康复的措施

1. 术前宣传教育

术前通过集体宣教、面对面交流、书面（宣传册）宣教或多媒体宣教方式，告知患者围手术期各项相关事宜，包括：①术前戒烟或肺康复训练的意义及方法；②告知患者 ERAS 方案的目的和主要项目，鼓励患者术后早期进食、早期活动、宣传疼痛控制及呼吸理疗等相关知识，提高患者依从性；③告知患者麻醉和手术过程，减轻患者对麻醉和手术的恐惧和焦虑；④告知患者预设的出院标准；⑤告知患者随访时间安排和再入院途径。

2. 术前肺功能评估

PFT 不能正确评价患者的运动肺功能及运动耐力，且不能发现术前可能并存的高危因素。建议增加亚极量或极量运动试验，如爬楼测试、CPET 或 6 分钟步行试验。

3. 术前呼吸道准备

术前准备主要包括：①戒烟。至少戒烟 2 周，最好是 4 周，并进行合适的呼吸道准备。②术前肺康复训练。对于高龄、合并中到重度 COPD 患者，吸烟指数大于 800 的患者，建议术前进行肺康复训练，如消炎、平喘等，雾化吸入糖皮质激素类或支气管扩张剂等；激励式肺量计吸气训练等。

4. 术前禁食

术前 2 小时进流质食物并不会增加并发症发生率。此外，术前避免长时间禁食可减轻术前不适。

5. 术前心理疏导或镇静

术前心理疏导有助于降低术前焦虑，传统上，术前一天晚上可应用镇静药物。但并无证据表明麻醉前使用抗焦虑药物能使术后疼痛减轻，反而使术后麻醉复苏困难或复苏后处于嗜睡状态。因此，不主张在术前常规应用抗焦虑药物。

6. 预防性使用抗菌药物

有充分的研究证据支持术前应预防性使用抗菌药物，认为其可降低手术部位感染发生率。主张切开皮肤前 0.5~1.0 小时或麻醉开始时给予抗菌药物，推荐静脉给药，且抗菌药物有效覆盖时间应包括整个手术过程。如手术时间＞3 小时或超过所用抗菌药物半衰期的 2 倍，或成年患者术中出血量＞1 500 ml，术中应追加单次剂量。总体来说，预防性使用抗菌药物应覆盖所有可能的病原菌。

（二）加速康复外科理念术中肺康复的管理

1. 术中预防低体温

避免术中低体温能降低切口感染、心脏并发症、出血等发生率。此外，术中低体温会影响药理及药代动力学，影响麻醉复苏。因此，术中应积极避免低体温发生，保持体温 ≥ 36℃。

2. 目标导向性静脉补液

对于围手术期患者，既应避免因低血容量导致的组织灌注不足和器官功能损害，也应注意容量负荷过多所致的组织水肿和心脏负荷增加。针对不同患者的个性化目标导向性补液治疗（goal-directed fluid therapy，GDFT）可维持患者合适的循环容量和组织氧供，达到加快术后康复的目的。GDFT 的临床参考指标很多，实施过程中，需要连续、动态监测，使血压下降幅度 ≤ 正常值的 20%，心率加快幅度 ≤ 正常值的 20%，中心静脉压（CVP）为 4~12 cmH$_2$O[①]，尿量 ＞ 0.5 ml/(kg·h)，血乳酸 ≤ 2 mmol/L，中心静脉血氧饱和度（ScvO$_2$）＞ 65%，每搏输出量变异度 ≤ 13%。由于大部分患者术后可进食，故可以在术后尽早停止静脉补液。

3. 术中个体化麻醉

有效的手术麻醉管理是 ERAS 计划的重要组成部分，个体化的麻醉应用方案包括：①根据手术病种进行"个体化"的麻醉，如采用非插管全身麻醉模式胸腔镜下交感神经烧灼术治疗多汗症或气胸等。②根据手术方式选择麻醉方法，VATS 手术时间短，有时可选择非插管、单腔管等。③气管内插管拔管时机也应"个体化"，手术顺利且时间短的患者最好术后立即拔除气管

---

①1 cmH$_2$O=0.1 kPa。

内插管，部分患者可在复苏室拔除，个别需要呼吸机支持的患者才需要到重症监护室拔除。

4. 手术器械优化

手术情况是快速康复的主要影响因素，而手术器械的优化既可以缩短手术时间也可以降低费用。以胸腔镜肺叶切除器械包为例：开胸器械包 72 件和腔镜特殊器械 26 件。临床常用器械进行"模块化"打包后只有 11 件：能量系统（电刀 1 把、电钩和超声刀各 1）、成像系统（镜头和连接线 1、穿刺鞘 1）和切割与止血系统（双关节钳 2 把、吸引器 1 把、止血钳 3 把和钛夹钳 1 把）；实行"模块化"打包后，清点器械时间、清洗器械时间、安装与拆卸时间和手术总时间均显著缩短，而器械使用率从 14% 提高到 94%。可见，根据病种和手术方式选择合适的器械包，不但可以提高效率，也能够降低成本。关键是可以降低术中不良事件发生的概率，缩短手术时间。

5. 术中入路和切口选择

手术入路和切口以能良好显露手术野为准，开放手术或胸腔镜手术都适用，微创手术是首选。

6. 导尿管管理

术中留置导尿管不但会引起患者不适，也易导致术后清醒时患者麻醉期苏醒期躁动和不良事件，术后尿路感染和降低患者舒适度，并限制术后早期活动。可在麻醉后置导尿管，而在患者完全清醒前拔掉导尿管。若患者无尿道外伤或手术史、中重度前列腺增生或下腹部手术史，预估麻醉时间小于 4 小时，可以不置导尿管。

7. 胸腔引流管管理

胸腔引流管留置主要是防止术后胸腔积气、积液。有研究表明，单管（28F、32F、36F）或细管（14F、16F、18F）引流效果不劣于双管或粗管引流，且有助于患者术后活动、减少引流量、增加舒适度和促进引流管口愈合。故不强求常规不放置引流管，涉及胸膜腔闭锁、全肺切除及脓胸等手术仍推荐放置引流管，同时主张在无漏气、肺复张的情况下早期拔除引流管。

（三）加速肺康复外科术后肺康复需要关注的问题

1. 术后镇痛

80% 的患者术后会经历中重度疼痛，术后良好镇痛可缓解紧张和焦虑，且提高早期活动等依从性，降低静脉血栓和肺栓塞风险等。因此，术后镇痛是 ERAS 的重要环节，而"手术无痛"被视作 ERAS 的终极目标之一。预防性镇痛，即在疼痛出现前采取镇痛措施以减缓术后疼痛的发生，其始于外科手术前，覆盖整个术中和术后，并按时、有规律地给予镇痛药物。对于镇痛药物的选择，阿片类药物的不良反应较大，如影响肠功能恢复、呼吸抑制、恶心、呕吐等，应尽量减少使用。近年来，联合应用阿片类与非阿片类药物使患者不良反应减少。非甾体抗炎药（NSAIDs）被美国及欧洲多个国家的指南推荐为基础用药，建议若无禁忌证，首选 NSAIDs，其针剂可与弱阿片类药物联合应用，片剂可作为口服续贯镇痛药物。在 NSAIDs 针剂的选择上，因非选择性 NSAIDs 可能增加出血风险和应激性溃疡发生率，推荐使用选择性环氧化酶 -2（COX-2）抑制剂，以降低出血风险。多模式镇痛采用硬膜外阻滞麻醉、患者自控镇痛泵（PCA）肋间神经阻滞等。术后采用多模式镇痛，以选择性 COX-2 抑制剂，非选择性 NSAIDs 或对乙酰氨基酚为基础用药，包括 PCA、NSAIDs 针剂按时注射和 NSAIDs 续贯镇痛等。

2. 预防肺动脉栓塞

肺外科术后肺动脉栓塞发生率约为 1%，后果严重，死亡率高。预防性抗血栓形成措施包括基础预防、机械预防和药物预防。基础预防即早期活动；机械预防常用措施是间歇性空气加压（IPC）；药物预防有普通肝素、低分子肝素（LMWH）、阿司匹林等。在排除出血风险的情况下，建议使用 LMWH 至术后可活动甚至直到出院为止；术前根据 Caprini 评分，选择相应预防性抗凝措施：Caprini 评分 ≥ 4 分，建议术前 6~12 小时应用 1 次 LMWH 直到出院。

3. 预防恶心、呕吐

术后恶心、呕吐为常见麻醉不良反应。早期活动、进食及不应用或少用吗啡类或阿片类药物能减少术后恶心、呕吐的发生。

4. 术后饮食与营养

术后饮食建议以清淡或 MCT 饮食为主，尤其是胃肠功能恢复以前。MCT 饮食不但有助于胃肠功能快速恢复，也可以减少胸腔引流量。

5. 早期活动

早期活动指有目标地合理规划活动。长期卧床会增加肺部感染、栓塞等并发症发生率。早期活动可促进肌肉骨骼系统、呼吸系统等多系统功能恢复，可预防肺部感染、压疮和深静脉血栓形成，同时促进胃肠功能恢复。早期活动目标的达成有赖于术前宣传教育、施行多模式镇痛和早期拔除引流管。因此，进行合理规划的早期活动安全有益。推荐术后建立每日活动目标，逐日增加活动量。

四、前景和展望

随着 ERAS 理念逐步深入和应用到胸外科领域，必将对胸外科的围手术期处理产生更大影响。ERAS 的理念注重患者的治疗效果，而不仅仅是速度。围手术期处理措施的施行必须在循证医学或真实世界数据或证据指导下进行，以使患者受益为目的。肺康复训练是 ERAS 的核心内容之一，肺康复训练联合 ERAS 理念都贯穿于患者住院前、术前、术中、术后及出院后的全程治疗过程，需要医护一体化并与呼吸科、麻醉科、疼痛科、康复科等多学科协作。在循证医学证据指导下，通过术前综合评估，制定个性化戒烟、呼吸训练、运动等围手术期肺康复措施，术中优化各环节内容，术后加强患者疼痛和症状管理，可减少患者围手术期并发症，缩短住院时间，提高患者住院满意度，促进患者康复；也可极大地改善患者的就医体验，服务于健康中国。

第二章

肺康复训练评估方法及应用

第一节　围手术期肺康复训练评估方法

一、术前评估方法及临床应用标准

术前呼吸康复评估主要是手术危险因素的评估，包括病史评估、肺功能评估、心肺运动测试。

（一）病史评估

主要包括临床疾病史（包括诊断、现病史和既往史）、年龄、职业（尤其是有害工种，如接触煤矿、石棉的工作等）、体重、吸烟史。

（1）临床疾病史：患者的疾病诊断是决定手术切口、手术部位、手术方式以及手术疗效的一个重要因素，而这些因素都不同程度地影响术后并发症的发生。例如，手术切口越大对肌肉和神经的损伤越大，不但术后疼痛明显，还会影响相应关节的活动范围；胸部手术和心血管手术对心肺功能影响最大，术后心肺相关并发症的发生概率增加。患者若存在有术前行放疗或化疗等治疗史，以及合并肺部、心血管类疾病、代谢性疾病或其他内脏疾病都将影响患者心肺功能，增加手术的危险性。因此，对临床疾病进行评估可以初步筛选需要重点进行术前呼吸康复的患者。

（2）年龄：老年人由于机体衰老，各器官功能减退，免疫功能下降，心肺功能、机体代谢和适应机制发生改变，手术的预后和诊疗不同于年轻人。2013 年美国胸科协会发表的研究显示，80 岁患者的平均死亡率在 0~9%。在一些研究中，高龄患者的相对长期生存率似乎与年轻患者相当，但在另一些研究中，老年患者的相对长期生存率与年轻患者不同，大于 80 岁的患者较年轻患者更低。因此，在手术决策过程中，应考虑肿瘤分期、患者预期寿命、手术表现状态以及是否存在潜在的合并症等因素。同时为提高高龄患者手术的耐受能力以及减少术后并发症的发生需进行更多的术前康复干预。评价标准：观察国内外研究和文献，手术患者大于 60 岁都可以视作手术危险因素之一，但是高龄并不是手术的禁忌证。

（3）职业：某些特殊的职业，比如矿工、煤炭工人以及需要长期接触放射性元素的患者等，都可能存在不同程度的职业损伤，因此，也可以作为手术风险指标之一。

（4）体重：体重能够在一定程度上反应患者的营养状况。良好的营养状况是维持机体正常生命活动的重要保证，无论是营养不良还是肥胖都是手术的危险因素。评价标准：以体重指数来反映，BMI $<$ 18.5 kg/m^2 为偏瘦，BMI 为 18.5~24.9 kg/m^2 则正常，BMI 为 25~29.9 kg/m^2 即超重，BMI $>$ 30 kg/m^2 即肥胖。

（5）吸烟史：吸烟能够造成支气管黏膜的纤毛受损、变短，影响纤毛的清除功能。此外，黏膜下腺体增生、肥大，黏液分泌增多，成分也有改变，容易阻塞细支气管。对于手术风险的影响评估内容包括吸烟指数和戒烟时间。吸烟时间越长对于肺功能的影响越大，戒烟时间的长短与术后并发症发生率密切相关。研究显示，戒烟大于 4 周与术后并发症的减少密切相关。对于胸科手术，国外要求戒烟 8 周才能进行手术，国内一般要求至少 2 周，但是如果只戒烟 2 周，术后发生肺部感染的风险仍然较高。研究发现，术前戒烟时间短的患者通过呼吸康复训练也可以降低术后并发症的发生。评价标准：目前国际上并没有对术前吸烟指数评估的统一标准和指南，但是我们研究显示，吸烟指数 $\geqslant$ 800 年支（不考虑年龄因素）、吸烟指数 $\geqslant$ 200 年支且年龄 $\geqslant$ 60 岁、吸烟指数 $\geqslant$ 400 年支且年龄 $\geqslant$ 45 岁是胸科手术的高危因素。

（二）肺功能评估

肺功能评估为 PFT，能反应患者通气功能、气道阻塞情况以及弥散功能。FEV_1 作为预测肺切除手术风险的独立因素。Berry 等人的研究显示，术前 $FEV_1 <$ 30% 预计值术后呼吸并发症的发生率为 43%。Licker 等人的研究中得出结论将 FEV_1 预计值 60% 作为预测手术并发症发生的临界值。此外，我们的研究中发现，PEF 同样也与胸科术后并发症的发生密切相关。PEF 又叫最大呼气流量，指在用力肺活量的测定中，呼气流量最快时的瞬间流速。主要反映呼吸肌的力量及气道有无阻塞。简易通气指标亦可反应咳嗽能力，用力依赖性强。评价标准：① $FEV_1 >$ 2.0 L，低危；1.0 L $< FEV_1$

< 2.0 L 危险增加；$FEV_1 < 1.0$ L 高危。② ACOSOG Z4099/RTOG 标准：$FEV_1\%$：50%~60% 或年龄 > 75 岁和 DLco50%~60%。③ ACCP 标准：预计术后 $FEV_1 < 40\%$ 或 DLco < 40%，我们研究显示 PEF < 250 L/min 则存在术后排痰困难的风险。

（三）心肺运动测试

运动负荷测试能够反映患者氧转运的能力，提供患者更准确的心肺有氧代谢能力的信息。运动测试的结果往往跟静态肺功能没有直接的相关性。主要采用 6 分钟步行测试、往返试验、爬楼梯测试、CPET 等。CPET 通过峰值耗氧量（VO_{2peak}）、运动前后氧饱和度和心率的变化等指标反应患者氧转运能力。评价标准：① ACCP 标准，$VO_{2peak} < 10$ ml/（kg·min）或者低于 35% 预计值为术后死亡非常高危；② 15 ml/（kg·min）< $VO_{2peak} < 20$ ml/（kg·min）为中等风险；③ $VO_{2peak} > 20$ ml/（kg·min）或者高于 75% 预计值为低危。目前 6 分钟步行试验和往返试验都还没有一个标准化的评定结论，一些研究中把测试距离大于 400 m 作为判断的临界值。爬楼梯测试：爬楼高度大于 12 m，大约相当于 4 层楼的高度，能通过此测试的患者被认为可耐受肺叶切除手术。若运动测试中氧饱和度下降超过静息氧饱和度的 4%，也被认为是围手术期危险因素。

（四）气道高反应性常用检测方法

（1）吸入激发试验。吸入激发试验常用的试验激发剂包括：①药物。组胺和乙酰胆碱是最常用的试验药物。②高渗或低渗溶液。③过敏原提取液。

（2）运动激发试验：在室内环境中，患者要以尽可能大的运动量运动 6~8 分钟。患者应通过口呼吸，因此需要一个鼻夹。因为哮喘患者对运动后不适感的程度不同，故心率是测量运动强度的理想方法。通过监测心率，适当地调整运动量，以保证安全。在运动激发试验中，运动后的 PEF 和 FEV_1 比运动前下降 15% 以上就可诊断为运动性哮喘。如果应用特异性传导（SGaw）或最大呼气中期流速($FEF_{25~75}$，FEF_{50})评价运动性哮喘，降低 35% 或以上具有诊断意义。一般在运动后 3~12 分钟可以记录到 PEF、FEV_1 和 SGaw 的最低值。用这个数值计算肺功能下降的百分数，评价运动性哮喘的严重程度。我们从哮喘患者休息状态的肺功能水平预测不出运动后是否发生运动性哮喘和其严重程度。肺功能正常的哮喘患者有 73% 发生运动性哮喘，在运动前存在气道阻塞的哮喘患者中有 85% 可发生运动性哮喘。

（3）过度通气激发试验：借助患者的过度通气来进行激发试验。因过度通气所需条件所限，目前国内还未得到推广。

（4）PEF：常使用微型呼气峰流量测定仪来测定，即通过测量用力呼气时，气流通过气道的最快速率。它的正确测量依赖于患者的配和和对测定仪的正确使用。目前峰流速仪的种类很多，但使用的技术大致相同：① 取坐位，手拿峰流速仪，注意不要妨碍游标移动，并确认游标位于标尺的基底部。② 深吸气后将峰流速仪放入口中，用嘴唇包住咬嘴，避免漏气，尽可能快而用力地呼气，注意不要将舌头放在咬嘴内。③ 再重复检查三次，选择三次的最高数值。

第二节　胸外科常见并发症及诊断标准

一、肺部感染

术后肺部感染是胸外术后最常见的肺部并发症，也是患者术后死亡的重要原因，文献报道肺切除术后肺部感染的发生率在 6%~24%，术后肺部感染的防治应引起胸外科医生的高度重视。此外，术后患者经历了手术应激创伤，术后影像学和血液学检查的"异常"结果不能过度使用内科感染的定义去解读。

术后肺部感染诊断标准为：

（1）胸部影像学至少满足以下一项：①新发或持续进展的渗出影；②实变；③空洞。

（2）外加至少以下一项表现：①体温 > 38℃；②白细胞计数 > 12×10^9/L 或 < 4×10^9/L。

（3）70 岁以上患者还需满足以下 2 项以上：①新发脓痰，呼吸道分泌物增多，吸痰需求增加。②新发或持续加重的咳嗽、呼吸困难。③出现湿啰音或血氧饱和度下降。

二、肺不张

肺不张一般是因为气道阻塞而引起的可逆性肺泡塌陷，进而导致呼吸交换功能受损。肺不张是胸外科手术后的较常见的并发症，多数发生在肺切除手术侧，食管、纵隔术后亦可发生肺不张，若未积极及时处理，可进一步导致肺部感染、胸腔积液等并发症。

典型的体征可有患侧胸廓塌陷、呼吸音减弱、出现管状呼吸音、气管向患侧移位。大量胸腔积液、积气等引起的压缩性肺不张可导致患侧胸廓饱满，气管向健侧位移，患侧叩诊呈浊音或实音。

局部肺不张 X 线表现可能不明显，但仍然是有效的方法。不张的肺组织呈现体积减小，密度增高的表现，可出现为楔形、扇形、带状等边界较清晰的密度增高影，胸腔积气压迫的肺不张可见"气胸线"。上叶出现肺不张时，由于不张的肺对相邻的叶裂的牵拉，可出现倒"S"征。不张的肺会出现纹理聚拢，而相邻正常肺组织出现代偿性肺气肿，肺纹理较稀疏分散。CT 对肺不张分辨率更高，能发现支气管的变形阻塞，可以清楚地显示胸腔积气积液。纤支镜检查有利于明确肺不张的原因，可以评估支气管损伤的部位和程度，同时可以清除支气管内的分泌物、血凝块等阻塞物。

三、肺漏气

肺实质漏气是肺损伤引起的肺泡胸膜瘘，如肺撕裂、脏层胸膜破裂、直线缝合器切缘渗漏。肺漏气是肺切除术后最常见的并发症之一，通常肺漏气定义为术后持续漏气大于 5 天。文献报道胸外科术后肺漏气发生率在 6%~30% 不等，轻度肺漏气通常是自限性的，但合并肺漏气危险因素的患者发生长时间的肺漏气，往往会发展为肺不张、重症肺炎、脓胸等，从而导致住院时间延长和住院费用增加。尽管手术中会进行充分的防漏气处理，术后仍然会有少部分患者出现肺漏气，胸外科医生需要予以重视。

术后肺漏气患者通常无明显症状，肺漏气较明显者可出现皮下气肿。评估肺漏气最常用的手段是观察患者咳嗽时引流瓶中的气泡溢出情况，反复咳嗽时有相同强度的气泡，提示存在肺漏气，若气泡随着咳嗽减少或停止，提示可能存在肺漏气，可 1~2 小时后再次观察。目前已有监测肺漏气的数字化引流系统，在保证引流管或者伤口没有泄漏的情况下，胸膜腔气流若大于 20 ml/min，则提示有肺漏气情况。

四、急性呼吸窘迫综合征

成人急性呼吸窘迫综合征（ARDS）以进行性呼吸窘迫和顽固性低氧血症为临床特征。由于肺内外多种原因引起弥漫性肺泡损伤和非心源性肺水肿，引起肺顺应性降低、肺泡萎陷不张、微血管阻塞、通气血流比例失调、肺透明膜形成等病理生理变化，导致急性呼吸衰竭。

根据 ARDS 柏林定义，满足如下 4 项条件方可诊断：①明确诱因下 1 周内出现的急性或进展性呼吸困难。②胸部 X 线平片 / 胸部 CT 显示双肺浸润影，不能完全用胸腔积液、肺不张和结节影解释。③呼吸衰竭不能完全用心力衰竭和液体负荷过重解释。④低氧血症根据 PaO_2/FiO_2 确立 ARDS 诊断，并将其按严重程度分为轻度、中度和重度 3 种。需要注意的是上述氧合指数中 PaO_2 的监测都是在机械通气参数 PEEP/CPAP 不低于 5 cmH$_2$O 的条件下测得。

轻度：200 mmHg[①] < PaO_2/FiO_2 ≤ 300 mmHg。

中度：100 mmHg < PaO_2/FiO_2 ≤ 200 mmHg。

重度：PaO_2/FiO_2 ≤ 100 mmHg。

五、肺栓塞

一方面胸外科术后肺栓塞 (PE) 临床较少见，但却是一种通常易被漏诊和误诊的严重术后并发症。另一方面术后肺栓塞在很大程度上是可预防和治疗的，及时诊断和治疗的患者预后相对良好。肺栓塞是来自静脉系统或右心室内栓子脱落或其他异物进入肺动脉，造成肺动脉或其分支栓塞，从而引起肺循环障碍的一系列病理生理综合征。如发生肺出血或坏死则称为肺梗死。

对照性肺动脉造影仍然是诊断肺栓塞最准确和最可靠的方法，它能反映肺动脉阻塞的准确部位和阻塞程度，并可测定肺血流动力学和心脏功能，了解右室、右房、肺动脉压力和心排出量。但是该方法为一有创性检查，需要专门的知识和技术，否则可能发生严重的并发症。只有当心肺扫描结果不肯定或不能进行肺通气—灌注扫描的患者才选择性使用。肺动脉造影常见异常表现有：①心血管腔内充盈缺损。②肺动脉截断现象。③某一肺区血流减少，动脉远端无血流灌注，表现为"剪枝征"。④肺血流不对称，栓子不完全阻塞，造影剂充盈迟缓。数字减影血管造影 (DSA) 是应用数字计算机程序产生图像，操作简便，不良反应小，易为患者接受，将其与传统的造影方法比较可获得 85%~90% 的诊断一致性。

六、声带麻痹

声带麻痹是胸外科较常见的一种并发症，无论是肺切除手术、食管手术还是纵隔肿瘤切除术，均有可能在手术中损伤喉返神经，一旦损伤喉返神经，手术后患者可出现以声带麻痹为主的临床症状，主要包括：①声音嘶哑。②饮水呛咳，呛咳严重时可导致吸入性肺炎。③双侧喉返神经损伤会引起明显的咳嗽无力、排痰困难甚至呼吸困难，由于声门关闭不全还增加了发生肺部感染性并发症的概率。声带麻痹最可靠的诊断方法是喉镜检查，在喉镜检查中发现患侧声带固定或活动度减弱即可证实。

---

a1 mmHg ≈ 0.133 kPa。

七、皮下气肿

胸外科手术后常见并发皮下气肿。局限的皮下气肿多可自愈，危险性不大，但严重的皮下气肿可蔓延至纵隔导致继发感染，压迫气管、支气管、大血管、心包与心脏等，甚至导致感染蔓延至全身，如不及时处理可造成死亡。

肺表浅或末梢支气管破裂后，气体一般首先进入胸腔，待胸腔内压力升高后，逐渐向胸壁皮下组织蔓延而产生皮下气肿，破口较大、漏气多时可伴有张力性气胸，若术中气管或支气管损伤、破裂，则气体首先侵及纵隔，沿纵隔上、下扩散，蔓延至颈、面、胸、腹，甚至阴囊等处。查体时锁骨上窝消失，并触及皮下气肿，有捻发、握雪感。严重的纵隔气肿，尤其是裂口大的漏气伴有张力性气胸者，可出现心肺功能障碍，由于纵隔大量积气后，纵隔内器官受压，上腔静脉受阻，患者可出现发绀、呼吸困难、脉细而快、血压下降等休克症状。胸部 X 线片或胸部 CT 可见纵隔内有大量气体，侧位摄片可见胸骨后气体，胸大肌等肌肉间均可见顺肌纹放射状不规则的空气影。

第三章

术前肺康复训练

第一节 健康宣教及肺康复训练流程

一、健康宣教的意义

患者由于对疾病认识不足，缺乏疾病治疗、护理、康复的相关知识和技能，从而出现很多负面情绪，如紧张、焦虑、情绪不稳定，甚至出现依赖性和退行性行为反应。如不进行早期的干预，各种不良情绪及行为势必会影响患者对手术和康复的依从性，甚至影响患者预后。针对此现象，四川大学华西医院胸外科特别建立了围手术期肺康复健康宣教团队（外科医生、麻醉师、康复师和护理人员），对患者就手术流程、注意事项和加速康复外科的应用进行集体或个体化健康宣教。指导患者正确咳嗽及咳痰，有效应用呼吸训练装置等，并告知患者这些方法的临床重要性，告知患者术后可能出现的临床表现（如疼痛及咳嗽等）及处理方法，从而缓解患者的焦虑、紧张情绪，增强患者对手术的依从性，实现加速康复，提高患者的满意度。

二、团队构架

团队构架，如表3-1。

表3-1 团队架构

科室及人员	主要职责
胸外科　医生	（1）制订宣教目标、内容与方案 （2）监督实施

续表

科室及人员	主要职责
胸外科　护士	（1）制订宣教目标、内容与方案 （2）落实宣教、强化宣教内容 （3）评估宣教效果
康复科　治疗师	（1）制订心肺评估方案与流程 （2）制订心肺训练方案与实施策略
麻醉科　麻醉师	制订术中肺保护策略

三、健康宣教的目的与目标

（一）目的

（1）提高患者对自身疾病的认知程度。

（2）减少与消除患者的不良情绪，尽快适应住院患者角色。

（3）使患者掌握改善肺功能、促进肺康复的方法与技术。

（4）增强患者对手术的信心，积极配合手术与术后康复。

（5）提高患者自我保健意识与能力，促进术后康复。

（6）激励患者积极参与健康维护，主动寻求健康行为。

（7）改善患者就医体验，提高患者满意度。

（二）目标

（1）患者知晓自身疾病相关治疗、护理、康复及保健要点。

（2）患者积极配合手术及康复，主动进行肺康复训练。

（3）患者平均住院日缩短、住院费用降低。

（4）患者术后并发症发生率明显降低。

（5）患者满意度提高，就医体验良好。

四、健康宣教的内容

（一）入院宣教

入院宣教包括科室相关制度介绍、安全教育与环境介绍、术前评估内容与干预，静脉血栓栓塞症（venous thromboembolism，VTE）风险筛查及分级干预、肺康复评估与训练。主要目的是使患者消除不良情绪，尽快适应住院患者角色，掌握肺康复训练方法，积极配合手术。入院当天由健康教育护士以集体视频宣教和示范讲解的方式完成入院宣教，主管医生和责任护士评估患者掌握情况后再予以个体化指导。

1. 制度介绍

主要包括医生查房制度、护理查房制度、交接班制度、陪伴制度、探视制度。

2. 安全教育与环境介绍

向患者介绍科室的安全教育与环境相关知识。

3. 术前评估内容与干预

主要包括心理评估与干预、营养状况评估与干预、围手术期疼痛评估与干预。

4. VTE 风险筛查及干预

患者入院/转科后，责任护士采用 Caprini 风险评估模型对其进行静脉血栓栓塞症风险评估（24 小时内），评估结果分为低危、中危、高危，高危患者应进行床头卡标识（图 3-1）和腕带标识（图 3-2）。

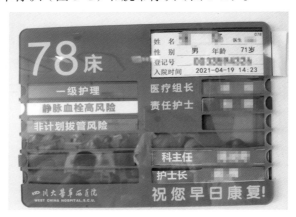

图 3-1　床头标识

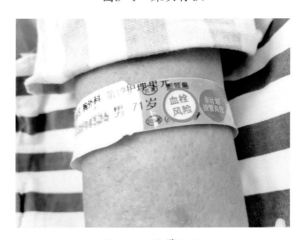

图 3-2　腕带标识

　　向患者讲解 VTE 发生的原理、危害、临床表现、分级预防措施与治疗方法，并由患者或患者亲属签字。指导患者严格戒烟，多食新鲜蔬菜和清淡食物，病情允许时多饮水，保持大便通畅，同时给予充分的心理疏导，避免患者及家属出现紧张情绪。根据患者风险评估等级给予分级预防措施并观察效果，具体如下：

　　低危患者（评分 0~2 分）：教育患者早期活动（术前护士教育；术后医生和护士共同教育，护士监督执行）。

　　中危患者（评分 3~4 分）：教育患者早期活动（术前护士教育；术后医生和护士共同教育，护士监督执行）＋梯度压力弹力袜预防（图 3-3）（护士录入护嘱，HIS 系统直接计费）或间歇充气加压装置预防（图 3-4）（医生开具医嘱，护士监督执行）或联合术后低分子肝素抗凝治疗（用药方案：0.2 ml 皮下注射，每天 1 次，术后第 1 天至术后第 5 天或至出院）。使用抗凝药前应再次评估患者出血风险（主管医生完成）。

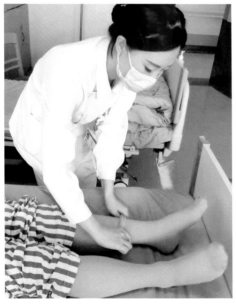
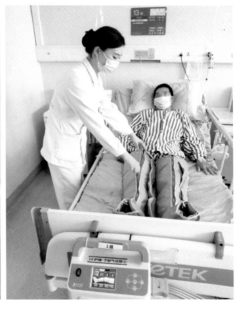

图3-3　梯度压力弹力袜　　　　　图3-4　间歇充气加压装置

　　高危患者（评分 ≥ 5 分）：教育患者早期活动（术前护士教育；术后医生和护士共同教育，护士监督执行）＋梯度压力弹力袜预防（护士录入护嘱，HIS 系统直接计费）或间歇充气加压装置预防（医生开具医嘱，护士监督执行）＋术后低分子肝素抗凝治疗（用药方案：0.4 ml 皮下注射，每天 1 次，术前 12 小时使用一剂，术后 12~24 小时开始使用第二剂，然后每天使用 1 剂直至出院，最长不超过 14 天）。使用抗凝药前应再次评估患者出血风险

（主管医生完成）。

5. 肺康复训练

1）主动呼吸技术

术前每日 3 次，每次 10~15 分钟，术后协同吸气训练器使用，非睡眠时间，每 2 小时一次，每次 3~5 分钟，以患者不感到疲劳为主。操作方法如下：

步骤 1：取放松舒适体位，斜坡卧位或坐位，膝关节屈曲；

步骤 2：做 3~5 次腹式呼吸（用鼻深吸气使腹部鼓起屏气 1~2 秒，用嘴缓慢呼气，图 3-5）；

步骤 3：做 3~5 次深呼吸（吸气时感觉胸部扩张，用鼻吸气后屏气，然后用嘴缓慢呼气，图 3-6）；

步骤 4：做 2~3 次呵气动作；

步骤 5：做 3~5 次腹式呼吸；

步骤 6：做 1~2 次咳嗽（深吸气，屏气，关闭声门，腹部收缩用力，开放声门咳嗽）。

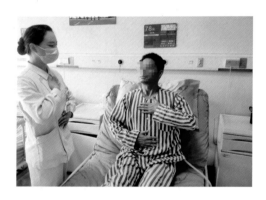

图3-5　腹式呼吸

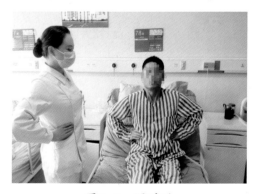

图3-6　深呼吸

2）激励式肺计量器

根据患者年龄、身高对应值设定需达到的目标值，术后根据手术切除肺组织的面积适当减小（用黄色卡子标记目标值）。操作方法如下：

患者取易于深吸气的体位，一手握住吸气训练器，用嘴含住咬嘴并确保密闭不漏气，然后进行深慢的吸气，将白色的浮标吸升至预设的标记点（目标值）（图3-7），然后移开咬嘴屏气2~3秒再呼气；吸气时应保持黄色浮标在指示窗内浮动（图3-8）。在非睡眠时间，每2小时重复一组训练，每组进行6~10次，以不引起患者疲劳为宜。

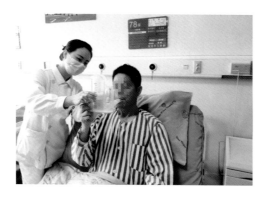

图3-7 激励式肺计量器（目标值）

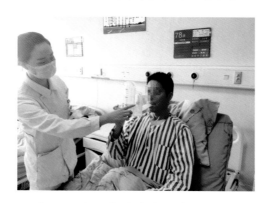

图3-8 激励式肺计量器（指示窗）

3）咳嗽训练

对围手术期患者在手术前后进行有效咳嗽训练，有助于减少肺部并发症发生。术前指导患者掌握，术后可有效进行。操作方法如下：

步骤1：患者处于放松姿势，坐位或身体前倾，颈部稍屈曲；

步骤2：患者掌握膈肌呼吸，护士示范咳嗽及腹肌收缩；

步骤3：患者双手置于腹部且在呼气时做3次哈气以感觉腹肌的收缩；

步骤4：患者练习发"k"的声音以感觉声带绷紧、声门关闭及腹肌收缩；

步骤5：当患者将这些动作结合时，指导患者做深而放松的吸气接着做急剧的双重咳嗽。

（二）术前宣教

术前宣教包括术前准备、预镇痛宣教、围手术期配合要点及术后管理措施、个体化指导等。主要目的是使患者了解手术相关事项，消除患者紧张、焦虑情绪，增强对手术及术后康复的依从性。手术前一天由健康教育护士以集体视频宣教和示范讲解的方式实施术前宣教，主管医生和责任护士评估患者掌握情况后再予以个体化指导。

（1）术前准备：包括患者自身准备和用物准备。特别强调加速康复理念下缩短禁饮禁食时间的优势。

（2）预镇痛宣教：告知术后疼痛的原因、镇痛最新理念及我科采用的多模式和预防性镇痛措施，使患者对术后疼痛有心理准备和正确认知，提高对术后镇痛管理的依从性。

（3）围手术期配合要点及术后管理措施：告知患者手术后可能出现的临床表现（如咳嗽和疼痛等）、处理措施及患者配合要点，内容包括术后活动管理、气道管理、营养与饮食管理、肺栓塞预防管理、症状管理等。

（4）个体化指导：据患者实际情况予以针对性指导。

（三）术后宣教

术后宣教包括体位与活动、气道管理、营养与饮食管理、肺栓塞预防、术后症状管理及个体化指导。主要目的是使患者掌握术后康复相关知识，促进术后加速康复。术后由责任护士和主管医生实施，责任护士评估后根据患者情况予以针对性指导。

1.体位与活动

患者麻醉清醒后，指导患者采取半坐卧位，使膈肌下降以利于肺的扩张和通气。全肺切除后，告知患者应避免完全侧卧，指导患者采取1/4患侧卧位（小幅度侧卧）或半坐卧位，以免纵隔移位和压迫健侧肺组织而导致呼吸循环衰竭。告知患者进行早期活动和肢体功能锻炼对促进术后肺康复是十分重要的，不仅可以提高肺活量，还可预防并发症的发生和术后瘢痕挛缩。根据多学科联合制定患者每日活动目标，由护士主导落实。在患者全麻清醒后，指导患者进行肢体功能锻炼，包括上肢的五指屈伸、握拳等运动，下肢的伸展、完全等运动。术后第一天，在充分镇痛的基础上和患者生命体征及血流动力学稳定的情况下，鼓励和督导患者下床活动 1~2 小时，至出院时每日下床活动 4~6 小时。

2. 气道管理

（1）激励式肺计量器和主动呼吸技术的练习：向患者强调术后进行呼吸训练器和主动呼吸技术练习的目的和重要性，并督导患者有效操作。

（2）有效排痰：告知患者术后有效排痰的重要性，指导患者进行咳嗽训练以帮助清除气道分泌物，保持气道通畅。对于对确实排痰困难者护士主动联系主管医生安排纤支镜吸痰。

（3）胸部扩张运动训练：为防止因术后疼痛诱发的防卫性肌肉收缩导致的肺扩张不全，应告知患者术后进行胸部扩张运动训练的目的及重要性，并指导患者进行锻炼。具体操作如下：

步骤 1：患者取仰卧位或坐位，操作者（主管医生 / 责任护士）将双手置于患者欲扩张肺叶对应的胸廓上，请患者呼气，感受肋骨向下向内移动，操作者（主管医生 / 责任护士）手掌同时向下施压。

步骤 2：操作者（主管医生 / 责任护士）在患者吸气前瞬间，快速向下向内牵张胸廓，诱发肋间外肌收缩；请患者吸气，并抵抗操作者（主管医生 / 责任护士）双手阻力。通过训练改善受限肺叶，胸壁再扩张，进而增加通气量（图 3-9）。

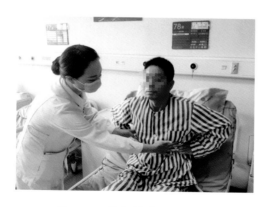

图 3-9　胸部扩张运动训练

（4）雾化吸入：术后护士遵医嘱合理使用黏液溶解剂进行雾化吸入，促使痰液充分排出，告知患者雾化吸入的目的及注意事项，指导患者正确雾化（图 3-10）。

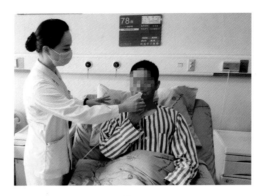

图3-10　雾化吸入

3. 营养与饮食管理

围手术期合理饮食和充分营养支持是保证手术创伤（如切口）愈合、降低术后并发症、加速康复的基础。向患者进行全新饮食观念宣教，告知患者术后采用加速康复 MCT 饮食干预的目的和重要性。MCT 饮食对抑制胃排空作用较 LCT 饮食弱，且经肠道摄入的 MCT 饮食不会形成乳糜微粒而经淋巴系统转运，可减少手术患者淋巴管瘘而导致的脂肪丢失和引流液漏出量，从而预防乳糜胸的发生，同时可促进患者术后早期胃肠功能恢复。

4. 肺栓塞预防

责任护士术后 24 小时内完成患者 VTE 风险复评，再次向患者强调 VTE 相关知识教育，指导患者早期床上活动，从被动的肢体活动开始，如按摩、抬高 / 放下双下肢、下肢踝泵运动（图 3-11、图 3-12）等；鼓励和督导患者尽早下床活动，以促进下肢血液回流。根据风险评估等级落实分级预防策略，并做好效果追踪，使用抗凝药者行用药指导和不良反应观察，尤其是胸腔引流液的观察。

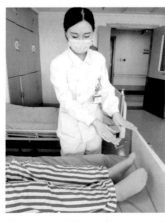

图3-11　踝泵运动——趾屈

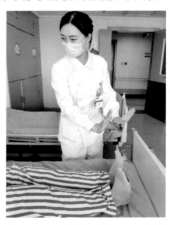

图3-12　踝泵运动——背伸

5. 术后症状管理

向患者讲解术后症状发生的原因及相应的管理措施，包括术后疼痛管理、咳嗽管理、气短管理、切口管理。

6. 个体化指导

根据患者实际情况予以针对性指导。

（四）出院前宣教

宣教内容包括：活动与康复、饮食与营养、伤口管理、药物指导、肺栓塞预防指导、随访指导及个体化指导。主要目的是使患者出院后维持自我保健意识与能力，主积极参与自我健康维护。出院当天由主管医生和责任护士对患者实施出院前宣教，并评估患者掌握情况。

1. 活动与康复

（1）术后需要一段时间的休养，2~3周可逐渐恢复正常生活。

（2）视体质情况恢复工作，避免重体力劳动，避免外伤。

（3）术后半年内坚持行术侧的肢体功能锻炼，每天坚持患侧上肢的上举、外展及旋转锻炼。

（4）出院后可终生进行深呼吸、腹式呼吸训练及使用激励式肺计量器。

（5）保持乐观开朗的性格，积极配合后续治疗。

（6）重视呼吸道保养，尽量避免感冒，如有上呼吸道感染，及时就医彻底治疗，不在空气污浊的场所停留，避免吸入二手烟。

2. 饮食与营养

（1）摄入营养均衡的正常饮食（与病前一致），新鲜易消化即可，少食辛辣刺激饮食，避免进食高油、高脂饮食，病情允许时保证每日饮水量＞2 500 ml。

（2）吸烟可增加气道分泌物且难以排出，因此请戒烟。

（3）限制酒精摄入。

3. 伤口管理

（1）保持伤口敷料的清洁干燥，伤口完全愈合之前勿沐浴。

（2）请勿抓挠伤口或涂抹滑石粉、面霜或油膏等。

（3）正常情况下，伤口3~5天换一次药，伤口拆线时间为术后10~14天，引流管口拆线时间为拔管后3周，换药拆线可至随访门诊评估开单或当地医院就诊。

（4）关注伤口情况，引流管口有少量分泌物属正常现象，如发现发热至38℃及以上、切口变软有较多渗液、伤口周围明显发红或肿胀、疼痛加重等征象，请及时于当地就医或至我院胸外科随访门诊就诊。

4. 药物指导

（1）出院后会存在刺激性咳嗽，一般无痰，是由于胸腔内伤口的愈合过程引起，不必紧张，如果咳嗽影响休息，可根据医嘱服用镇咳药物，如有脓痰、发热等请及时就医。

（2）术后伤口区域会有针刺样疼痛或麻木感，会持续较长时间，可以根据医嘱按时服用止痛药物，可保证较好的止痛效果。

（3）所有药物均需按医嘱处方服用，确保足够的药物供给。

5. 肺栓塞预防指导

（1）合理运动，避免久坐、久站。

（2）控制体重，避免腹内压增高的因素，如便秘、剧烈咳嗽等。

（3）积极治疗基础疾病，如高血糖、高血脂等。

（4）中高危患者坚持正确使用梯度压力弹力袜，注意每 3~6 月更换一次。

（5）使用抗凝药患者应遵医嘱用药，掌握出血的自我观察和处置措施，定期检测肝、肾功能及凝血功能。

（6）及时识别下肢静脉血栓和肺栓塞的征象，如肢体不对称肿胀、疼痛、发热、不明原因的呼吸困难、气促、胸痛、晕厥等。一旦发生上述情况，立即就医。

6. 后续治疗 / 随访指导

（1）应坚持定期随访，门诊复查时间为术后 1 个月、术后 3 个月、术后半年，之后根据病情每 3 个月或半年复查一次，第五年后每年复查一次。

（2）如果发生以下情况，请及时于当地医院急诊科就诊：气促、气紧明显；咳大量黄色黏痰或咯血；发热（体温 > 38.5℃），伤口化脓渗液多，疼痛加剧；其他持续存在引起患者担忧的症状。

7. 个体化指导

根据患者情况给予针对性指导。

（五）出院后随访

可通过医生或护理门诊对患者出院后随访。随访内容包括：病情观察及症状管理、后续治疗及用药指导、伤口评估、健康咨询及生活指导、心理评估及疏导、复查相关检查单开具及个体化指导。

五、健康宣教的方案

1. 宣教采用集体宣教和个体化宣教相结合的宣教形式，在节约护理人力成本的同时多方位满足患者需求。

2. 集体宣教采用播放视频、讲解示范（图3-13、图3-14）及实地观摩相结合的方式，个体化宣教采用书面宣教与讲解示范结合的方式，通过多样化的宣教手段，提高健康宣教效果。

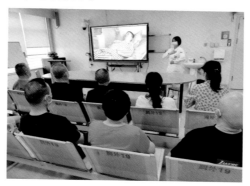

图3-13　集体宣教——呼吸训练操

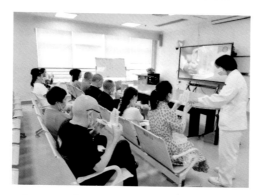

图3-14　集体宣教——激励式肺计量器

3. 健康宣教团队动态评估患者掌握情况，不断强化宣教内容，持续跟进宣教落实情况。

六、健康宣教的效果评价

1. 患者满意度：包括住院患者满意度与随访满意度。
2. 主管医生查房评估患者掌握情况。
3. 护士长不定期抽查健康落实情况。

七、案例介绍

健康宣教内容：激励式肺计量器（呼吸训练器）的使用。
患者，王某，男，69岁，诊断为左上肺中央型肺癌，于2021年3月10入院。

表3-2 患者健康宣教

时间	实施者	实施内容
入院当天	责任护士（个体化宣教）	1. 评估王某无肺大疱、无咯血，配合度良好，告知王某使用呼吸训练器的目的与重要性，向王某发放呼吸训练器 2. 根据王某身高、体重设定其目标值为1 700ml，指导王某掌握呼吸训练器的使用方法 3. 告知王某16：30在医生办公室参加新入院患者集体宣教宣教，由专人再次指导呼吸训练器的使用方法
	健康教育护士（集体宣教）	1. 播放呼吸训练器使用方法视频 2. 讲解并示范呼吸训练器的使用方法、操作要点及注意事项 3. 请王某进行示范，并请其他患者评价 4. 对所有患者进行评估，确保每位患者均能正确使用 5. 对患者提出的疑问进行解答
	主管医生	1. 评估患者病史，进行体格检查，告知患者使用呼吸训练器的目的与必要性 2. 请患者使用呼吸训练器，评估其掌握情况 3. 患者能正确使用呼吸训练器
入院第二天	责任护士（个体化宣教）	1. 请患者使用呼吸训练器，了解其掌握情况（患者吸气速度较快，浮标波动较大） 2. 护士再次向患者讲解呼吸训练器的使用方法 3. 再次请患者示范，评估效果较好
术前一天	主管医生责任护士	1. 请患者使用呼吸训练器，评估其掌握情况 2. 强调坚持使用呼吸训练器的目的与重要性
术后第一天	主管医生	1. 对患者进行体格检查，结合胸片结果发现患者肺不张 2. 向患者讲解咳嗽、咳痰的重要性 3. 强调使用呼吸训练器的目的与重要性 4. 请患者使用呼吸训练器，评估患者掌握情况 5. 患者对呼吸训练器的使用及掌握情况良好 6. 主管医生通知责任护士动态评估患者，鼓励与督促患者正确使用呼吸训练器
	责任护士	1. 督导患者使用呼吸训练器并进行效果评价 2. 强调使用呼吸训练器的目的与重要性
术后第二天	主管医生责任护士	1. 对患者进行体格检查，复查胸片结果显示肺部复张良好 2. 患者能自行咳嗽咳痰 3. 患者对呼吸训练器的使用及掌握情况良好 4. 再次强调使用呼吸训练器的目的与重要性，指导患者每日按频次使用呼吸训练器

续表

时间	实施者	实施内容
出院 当天	主管医生 责任护士	1. 行出院健康指导 2. 告知复查项目及时间安排 3. 请患者使用呼吸训练器，评估患者掌握良好 4. 强调持续使用呼吸训练器与进行呼吸功能锻炼的目的与重要性，告知患者出院后坚持练习

第二节 术前肺康复训练方案及解读

一、术前肺康复训练方案

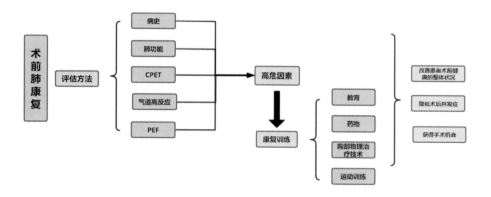

图3-15 术前肺康复训练流程

（一）术前肺康复教育

患者术前肺康复教育能够有助于缩短住院时间，减少患者的焦虑，促进对健康相关的知识的理解，提高生活质量，提高患者对围手术期肺康复治疗的依从性。心肺物理治疗师将依据患者的情况，通过问诊患者对疾病的认识、看法和态度，观察其对问题的反馈，了解患者的学习能力、知识水平及解决问题的能力，最终决定给予患者适合的教育方案。

对患者实施的术前肺康复教育应达到的目的：①增加对患者的了解，包括患者对自身疾病、手术、期望值和自信心的了解。②与患者建立良好的医患关系。③促进患者自我效能的建立。④减少患者的术前焦虑。⑤促进术后对治疗的依从性。

（二）药物

术前药物的使用主要有助于气道管理，减少术后肺部并发症的发生，包括抗感染药物、糖皮质激素、支气管舒张剂和黏液溶解剂等。（见表3-3）

表3-3　术前肺康复训练药物方案

分　类	方　案	备　注
药物康复	抗感染（应用抗菌药物）（备选）	1. 病原学证据 2. 气管定植菌
	祛痰 （必需）	1. 雾化吸入类 乙酰半胱氨酸溶液 2. 口服类 ①乙酰半胱氨酸片 ②标准桃金娘油肠溶胶囊 ③盐酸氨溴索片 3. 静脉滴注类（建议住院期间用）
	抗炎和平喘（必需）	1. 糖皮质激素类 布地奈德雾化混悬液 2. 支气管扩张剂 ①硫酸特布他林雾化液 ②异丙托溴铵气雾剂 3. 吸入类 ①异丙托溴铵气雾剂 ②噻托溴铵粉吸入剂

（三）物理治疗

术前肺康复的物理治疗技术主要包括运动训练、气道廓清技术等，目的在于促进气道清洁、提升心肺适能状况。（见表3-4）

表3-4　术前肺康复训练物理治疗方案

方　案	技　术
气道廓清技术	1. 主动循环呼吸技术（ACBT） 2. 自主引流技术 3. 有效咳嗽技术：主动咳嗽、辅助咳嗽 4. 排痰仪
运动训练	1. 有氧训练 2. 力量训练 3. 肌肉柔韧性训练

二、术前肺康复训练方案解读

术前肺康复也称为预康复，指在术前通过各种方法优化患者的身体状况，提高患者的身体功能储备，为心肺功能达不到手术标准的患者争取手术机会，以及减少术后发生并发症的风险。术前肺康复的疗程推荐 2~4 周，最终的术前肺康复终止时间以患者的手术时间决定。目前越来越多的文献研究证实短期（7 天）的术前肺康复同样对于减少术后肺部并发症是有效的。因此，可根据患者术前风险指标评估结果决定术前肺康复的疗程。

（一）术前肺康复教育方案解读

1. 内容

①疾病状态：告知患者及家属疾病所处状况。②疾病改变：向患者及家属讲述疾病所带来的各种生理和病理改变。③手术：对可能进行的手术做大致描述；向患者及家属讲述手术全程，包括麻醉类型、手术的方式、手术时长、切口、手术风险、术后可能出现的问题，以及它们对心肺功能造成的影响。④戒烟：向患者告知术前至少戒烟 2 周对改善术前气道廓清能力，减少术后肺部并发症的意义。⑤肺康复：告知患者术前肺康复对改善术前心肺适能、减少术后肺部并发症及促进术后心肺功能优化的重要性；强调术后卧床和制动对全身系统的影响，及术后肺康复的必要性；教会患者需要进行哪些准备（包括药物的使用、气道廓清技术、呼吸控制、激励式肺量计、运动方法等）。⑥心理：可以给予患者适当的心理安抚，必要时进行心理干预。⑦营养：告知患者在围手术期间保持良好营养状况的重要性，必要时给予患者营养的建议。

2. 方式

根据对患者功能状况、需求、学习能力、受教育程度等情况的评估，选择适合的教育方式。通常可包括：①一对一，面对面，可结合图文、视频及示教模型，谈话式的教育；②给患者提供相关的阅读及视频材料，以自我学习的方式进行；③根据病情不同，对患者进行分层，针对同一层次的患者实施小组课，可采用讲座或座谈会的方式进行。

（二）药物康复

1. 抗感染

术前具有高危因素（病原学证据；气管定植菌）和诊断肺部感染的，术前 3 天应该应用敏感抗生素。

2. 祛痰

药物均按照说明书使用方法使用。

雾化吸入类：乙酰半胱氨酸溶液。

3. 口服类

（1）乙酰半胱氨酸片：0.6 克 / 次，1~2 次 / 天。

（2）标准桃金娘油肠溶胶囊：0.3 克 / 次，3 次 / 天。

（3）盐酸氨溴索片：60 毫克 / 次，3 次 / 天。

4. 静脉滴注类

建议住院期间用。

5. 平喘

（1）糖皮质激素类：布地奈德雾化混悬液：2~4 毫升 / 次，2~3 次 / 天。

（2）支气管扩张剂：硫酸特布他林雾化液。

（3）雾化吸入类：异丙托溴铵气雾剂、噻托溴铵粉吸入剂。

（三） 物理康复

1. 气道廓清技术

对术前存在气道分泌物增多的患者采取气道廓清技术的干预，促进通气功能的改善。推荐方案见表 3-5。

表3-5 术前肺康复训练中的气道廓清技术方案

项目	方法	注意事项
主动循环呼吸技术	第一步：呼吸控制。嘱患者采取舒适斜靠位或坐位，将手置于下胸部或上腹部，感受自己的呼吸，同时放松肩部和胸部，鼻子吸气时上腹部鼓起，嘴呼气腹部收回，重复10次（图3-16） 第二步：胸廓扩张。先进行一次潮式呼吸，呼气时将气体充分呼出，双手置于胸部，鼻子吸气胸廓扩张将手充分顶起，然后嘴呼气至气体充分排出。3~5次（图3-17） 第三步：呼吸控制，5次 第四步：胸廓扩张，3~5次 第五步：呼吸控制，5次 第六步：用力呼气。一手置于胸前，另一只手放于上腹部，充分吸气后，做用力叹气或哈气。重复3次（图3-18） 第七步：咳嗽排出痰液	①根据痰量来决定每日的频次 ②饭后至少30分钟后才能执行气道廓清技术 ③支气管扩张药物的吸入应该在执行气道廓清技术前
自主引流	第一步：患者背部支撑直立坐在椅子上，周围环境无干扰，患者把注意力集中在呼吸上。一只手置于胸部，另一只手放于腹部，进行腹式（潮式）呼吸，吸气末屏气2~3秒后，口腔和声门打开呼气，同时感受痰液的振动 第二步：低肺容积量吸气至补吸气量，口腔和声门打开呼气 第三步：中等肺容积量吸气至补吸气量，口腔和声门打开呼气 第四步：高等肺容积量吸气至补吸气量，口腔和声门打开呼气将痰液排出	①每个阶段的持续时间取决于分泌物的位置 ②每个周期的持续时间取决于分泌物的数量和黏度 ③平均治疗时常为30~45分钟 ④避免气道的塌陷。如果听到喘息，必须降低呼气流速
有效咳嗽	①主动咳嗽 第一步：嘱患者取放松舒适坐位，双脚置于地面，先进行一次潮式呼吸 第二步：充分呼气，然后深吸气，声门关闭 第三步：呼气时，声门打开，伴随腹肌快速收缩。 ②自我辅助咳嗽（图3-19） 第一步：嘱患者取放松舒适坐位，双脚置于地面，双手放置于上腹部，先进行一次潮式呼吸 第二步：充分呼气，然后深吸气，伴随躯干稍后伸，声门关闭 第三步：呼气时，声门打开，躯干弯曲，并且双手向腹部加压促进腹肌快速收缩	①应避免过度用力的咳嗽，以免肺泡塌陷，尤其是合并慢性阻塞性肺疾病的患者 ②若患者无分泌物增多，不鼓励频繁的咳嗽 ③注意持续长时间的咳嗽，可能导致患者晕厥

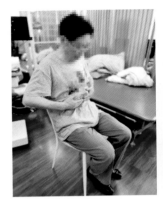

图3-16 呼吸控制

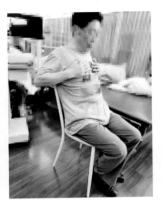

图3-17 胸廓扩张

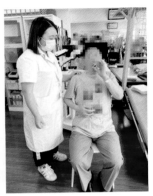

图3-18 用力呼气

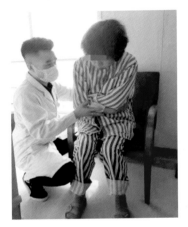

图3-19 自我辅助咳嗽

2. 激励式肺计量器吸气训练

激励式肺计量器的使用能够提高患者的自主深呼吸的能力，帮助患者改善肺容量。患者取端坐位，一手握住激励式肺计量器，让双眼可平视仪器的容量刻度，缓慢呼气至低肺容积，用嘴含住咬嘴并确保密闭不漏气，然后尽最大努力深慢地吸气，直至达到预设的黄色浮标标记点，然后屏气2~3秒钟，然后移开咬嘴呼气。重复以上步骤，每次进行6~10次训练，然后休息。在非睡眠时间，每2小时重复一组训练，以不引起患者疲劳为宜。（图3-20）

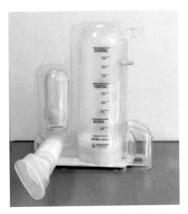

图3-20 激励式肺计量器

3. 运动训练

术前运动能够帮助患者维持较好的心肺适能，提高手术的耐受能力。大量的研究表明，术前心肺适能较好的患者与差的患者相比较，术后并发症的发生率下降且住院时间缩短。而在术后保持和增强心肺体适能则有利于患者长期的生存和生活质量的保证。运动方案主要包括有氧训练、力量训练与牵伸训练，推荐方案见表3-6。

表3-6 术前肺康复训练中的运动训练方案

项目	方案	注意事项
有氧训练（图3-21）	方式：功率自行车运动训练、四肢联动、登楼梯训练 频率：3~5次/周 强度：中等强度最大心率40%~60%或Borg4~6；高等强度最大心率60%~80%或Borg6~8 时间：中等强度30~60分钟；高等强度20~40分钟 疗程：高强度训练3天；中等强度1~2周	①运动中需监测患者基本的生命体征，如心率、血氧饱和度等 ②运动中，若血氧饱和度下降为90%以下，可考虑在训练中吸氧 ③支气管扩张剂应在运动前半小时内吸入 ④避免空腹运动。对于合并糖尿病患者，空腹为禁忌，最好在进食后1~2小时开始运动训练，为避免发生低血糖可在运动前或运动后进食20~30g硬糖块 ⑤合并双膝关节炎或损伤的患者，应避免选择膝关节负重下的训练方式
力量训练（图3-22）	①上肢 方式：哑铃、弹力带或其他抗阻设备。上肢上举、外展、前屈等 频率：2~3次/周 强度：20%~50% 1-RM，或者Borg3~5分，10~12次/组，2~3组 ②下肢 方式：下蹲、坐站训练、上下台阶训练 频率：3次/周 强度：10~12个/组，2~3组，Borg3~5分	①对于老年人或者体能较差的患者，推荐初始训练强度应相对低水平的抗阻、重复多的次数 ②应采取正确的姿势和技术有控制的进行训练，并采取适当的呼吸方法，避免憋气，尤其是合并慢性心肺疾病的患者
柔韧性训练（图3-23）	①颈部：前屈、后伸、左偏、右偏、向左后旋、向右后旋。3~5次/组，末端维持15~30秒 ②肩部：逆时针/顺时针旋转。10个/组 ③腕关节：旋转，10个/组 ④髋关节及小腿：弓步，左右各3~5次/组，末端维持15~30秒	①老年患者的柔韧性相对较差，应考虑循序渐进，避免拉伤韧带和肌肉 ②老年可能存在平衡功能的问题，训练中应采取适当的姿势，避免跌倒

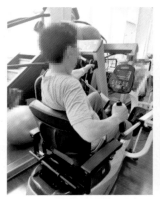
图3-21　有氧训练

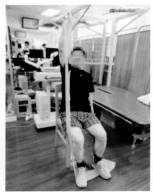
图3-22　力量训练

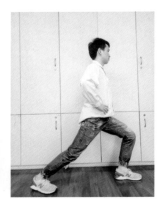
图3-23　柔韧性训练

第四章

术后肺康复训练

第一节　术后肺康复训练前评估内容

　　患者手术后，通过评估判断患者术后状况，决定是否采取肺康复干预肺康复方案及强度。评估的内容主要包含以下方面：病史、手术方式、手术时间、手术类型、手术切口、生命体征、肺部听诊等。

　　（1）病史：根据病史评估判断术后可能发生的并发症以及患者可能的预后，以决定术后应对患者实施呼吸康复的必要性。

　　（2）生命体征：术后评估患者生命体征的状况，包括心率、血压、氧饱和度、呼吸频率。术后生命体征可判断患者所处的状态，初步确定术后呼吸康复实施的风险程度，以及导致这一生命状态与术后并发症发生的相关性。

　　（3）手术方式：由于腔镜手术损伤相对较小，术后伤口疼痛较小，伤口愈合较好等优点，腔镜手术逐渐被广泛推广。

　　（4）手术类型：不同的手术类型可能对心肺功能造成的影响程度不同。如肺楔形/肺段切除相对于肺叶切除，切除范围小，术后心肺功能损失减少。

　　（5）手术切口：术后应评估手术切口的位置和大小，以判断对患者功能情况的影响。例如，胸部手术切口的位置和大小提示不同的肌肉和神经的损伤，对将来可能导致的上肢的关节活动及胸廓顺应性的影响也不同。

　　（6）肺部听诊：通过肺部听诊判断功能障碍可能的原因及严重程度。例如，湿啰音提示可能存在肺部痰液潴留及痰液位置；呼吸音减弱可能是肺部塌陷导致。

（7）疼痛：疼痛是手术后主要问题之一，术后疼痛严重影响了患者的术后感受，并增加肺不张等风险，同时疼痛还可能导致焦虑抑郁情绪。因此，术后疼痛的评估和管理尤为重要。术后的疼痛评估主要采用 NRS、NPS 或 VAS 0~10 疼痛评估方法。

（8）呼吸困难：Borg 自觉呼吸困难及疲劳指数评分（0~10 分），包括静息下和活动后。术后呼吸困难的表现能够一定程度上反映患者术后心肺的耐受能力。

（9）咳嗽：术后咳嗽的评估是尤其重要的。评估主要着重于评估咳嗽的效力，以反映患者对术后气道清洁的能力。对于咳嗽效力的评估主要通过咳嗽的声音和咳嗽的过程来判断咳嗽是否有效。此外，一部分患者在术后容易出现慢性刺激性咳嗽，对于这部分患者也可以采用咳嗽问卷对其咳嗽的状况进行评估。

（10）痰液：痰液的评估能反映术后通气功能受限情况，以及预判术后肺部并发症发生的可能性。痰液评估的内容主要包括痰量、颜色、性状等。

（11）胸廓活动度：术后患者容易存在肺部塌陷导致肺通气减少，常表现为患侧胸廓活动度较健侧下降，尤其是下胸廓的活动范围，因此可通过徒手测试患者两侧胸廓活动范围判定是否存在通气减少及其严重程度。

（12）胸腔引流：大部分的手术，术后都可能会放置引流装置。因此，在实施呼吸康复之前还应观察引流管是否在位、是否有扭转或阻塞、引流量、引流液体颜色及性状等。通过对引流的评估判断目前实施呼吸康复的安全性、必要性，以及呼吸康复的实施程度和方向。随着现代外科手术的发展，加速外科康复的观念对于引流管的放置时间愈加重视，并认识到早期拔除引流装置对患者术后恢复的有利影响。

（13）活动能力：卧床、床上活动、坐起、站立或者步行，以及步行的距离，此外还包括日常活动能力的评估。加速外科康复的理念强调患者早期下床，强调活动对术后减少肺不张、肺部感染，降低血栓生成风险的重要性。

（14）6 分钟步行试验：术后患者常由于术后的疼痛、通气减少导致有氧耐受能力下降，可通过 6 分钟步行测试的距离以及测试中患者的血氧饱和度和心率的变化情况反映心肺功能受限的程度。同时，测试结果不仅能为患者制定活动方案提供依据，还能作为术后康复训练效果的评价指标。

（15）PEF 气道峰流速测定：气道峰流速除了判定患者的气道功能受损的程度，也能反映术后咳嗽效力。可采用简易气道峰流速仪进行测试。

第二节 术后肺康复训练方案

在术后早期指导深呼吸训练和有效咳嗽，能有效地清除气道分泌物，改善肺不张，预防肺部感染，减少住院时长和住院花费；鼓励患者早期下床活动，能够改善氧转运的能力，维持并提高肌肉的肌力和耐力，以及肌肉的柔韧性，维持正常的神经系统功能，并减少焦虑和压力，最终促使患者尽早恢复，尽快参与日常生活，见表4-1。

表4-1　术后肺康复训练内容

项目	内容及方案	目的
气道廓清技术	主动循环技术（ACBT） 自主引流 咳嗽及辅助咳嗽 呼气正压技术（排痰仪的使用）	清理气道，维持气道通畅
体位管理	病床：背部有支撑的高靠位 椅子：背部有支撑的端坐 床边站立	根据患者情况选择适合的体位，达到优化氧转运的目的
肢体活动	上肢：肩前屈、外展、上举 下肢：着重于股四头肌的训练，伸膝、屈髋屈膝、髋外展内收、踝泵 转移：坐起、坐床边、床椅转移、坐到站、步行	改善通气和肺容积 提高肺顺应性 维持肌肉的强度和柔韧性
呼吸练习	呼吸控制 促进吸气练习 激励式肺量计	减少呼吸做功 促进通气改善 改善肺容积，促进肺复张

第三节 术后肺康复方案解读

一、术后肺康复训练的目的

（1）改善肺通气功能，维持肺容积，优化心肺功能。

（2）充分缓解疼痛。

（3）改善血液循环。

（4）维持肌肉长度、肌力、耐力以及关节活动范围。

（5）最大限度地提高患者的能力，使其可以尽快参与日常生活。

二、术后常见的问题

术后常见的问题，见表4-2。

表4-2　术后常见问题

问题	原因
疼痛	手术切口 胸腔引流管
肺塌陷	痰液潴留导致阻塞 肺不张 疼痛 吸气减少
痰液潴留	麻醉 肺损伤 咳嗽效力差
低氧血症	换气障碍
肌肉及骨骼肌功能障碍	切口的位置与大小 术中体位

三、术后早期肺康复训练

1. 气道廓清技术

分泌物阻塞气道是导致术后肺通气不良、肺不张及肺部感染重要的因素，因此，术后保持气道清洁是促进术后肺通气功能恢复，预防术后肺部并发症的必要手段之一。术后气道廓清技术的选择需根据患者的术后情况决定。具体方案如下：在指导患者进行气道廓清技术之前需通过肺部听诊与胸廓活动度的评估结果确定治疗部位，见表4-3。

表4-3 气道廓清技术

项目	方案	注意事项
主动循环呼吸技术	具体操作方法见术前康复训练方案，每1~2小时一次	①训练中应监测患者的心率与血氧饱和度 ②每日训练的频次根据患者的痰量决定 ③需要特别注意的是：对于胸腔引流管还未拔出的患者，在训练中应观察引流瓶中是否有气泡（漏气）溢出，根据漏气的严重程度决定呼吸活动的强度 ④可通过术后肺部听诊与胸廓活动度的评估选择相应的治疗部位
自主引流	具体操作方法见术前康复训练方案，每1~2小时一次	同上
咳嗽及辅助咳嗽	①主动咳嗽 第一步：嘱患者取放松舒适坐位，双脚置于地面，先进行一次潮式呼吸 第二步：充分呼气，然后深吸气，声门关闭 第三步：呼气时，声门打开，伴随腹肌快速收缩 ②自我辅助咳嗽 第一步：嘱患者取放松舒适坐位，双脚置于地面，双手放置于上腹部，先进行一次潮式呼吸 第二步：充分呼气，然后深吸气，伴随躯干稍后伸，声门关闭 第三步：呼气时，声门打开，躯干弯曲，并且双手向腹部加压促进腹肌快速收缩	①尽量避免无效咳嗽，导致气道塌陷 ②避免过度地用力咳嗽，导致气道塌陷

2. 运动训练

表4-4　运动训练

项目	方案	注意事项
四肢活动训练	患者取放松舒适端坐位 ①上肢：上举、前屈、外展，10个/组，各2组/日 ②踝泵：100个/天	①活动前，应评估引流管是否通畅，活动时注意保护引流管，防止脱出
有氧训练	①床旁踏步：患者根据可以承受的自觉呼吸疲劳程度决定踏步的速度，踏步持续时间直到患者Borg自觉呼吸疲劳评分2~3分或运动后心率增加20~30次/分钟，3~4次/日 ②步行训练：患者根据可以承受的自觉呼吸劳程度决定步行的速度，10~20分钟/次，或患者Borg自觉呼吸疲劳评分2~3分或运动后心率增加20~30次/分钟，3~4次/日 ③踏板训练：患者根据可以承受的自觉呼吸疲劳程度决定上下踏板的速度，踏板持续时间直到患者Borg自觉呼吸疲劳评分2~3分或运动后心率增加20~30次/分钟，1次/日	②运动时监测患者生命体征，如心率、血氧饱和度；运动中，若出现血氧饱和度下降应及时补充吸氧，若出现心律不齐应停止训练 ③运动可能受疼痛的影响，运动前20分钟可提前按压镇痛泵，若运动中疼痛加重至不能耐受应考虑停下来休息

3. 呼吸练习

表4-5　呼吸练习

激励式肺量计	患者取坐位或高靠位，给训练器定一个容量目标，可先从低目标开始。先进行一次潮式呼吸，将气体充分呼出，然后咬住口件，缓慢深吸，控制吸气的速度保证活塞在范围，直到吸气至目标容量，再将气体充分呼出。6~10个/次，1次/2小时	①注意患者吸气时勿过度用力，避免面部、颈部肌肉的使用 ②遵循少量多次的原则 ③若患者存在持续性漏气，应谨慎使用
促进吸气的训练	①取有支撑的坐位，保持胸廓的伸展，鼻子缓慢吸气，同时眼睛看向天花板，嘴唇充分呼气，眼睛看向地面 ②取有支撑的坐位，鼻子缓慢吸气，同时双上肢前屈或外展或上举过头，嘴唇充分呼气，双上肢缓慢放下，3~5次/组，1~2组/次	①若患者存在持续性漏气，应谨慎使用 ②若患者无法较好的进行呼吸的配合，应停止

续表

| 呼吸控制 | 患者取安静且有支撑的坐位，一手置于上腹部，鼻子缓慢吸气，伴随上腹部向手的方向鼓起，嘴唇呼气，腹部向内收，10~20 次 / 组 | 若患者无法较好的进行呼吸的配合，应停止 |

第四节　术后肺康复训练效果评价及实例

一、术后肺康复训练效果评价

术后肺康复训练方案的制定以解决患者的问题为核心，效果评价也应围绕问题的解决展开。

表4-6　术后肺康复训练效果评价

问题分析	治疗方法	评估方法	效果评价
痰液潴留	气道廓清技术：ACBT 主动 / 辅助咳嗽：使用枕头减少咳嗽时对伤口的振动，减少疼痛 活动 体位管理	观察：痰液的量、痰液的颜色、痰液性状 听诊：啰音、呼吸音降低或消失、血氧饱和度下降	观察：痰量排出，且减少颜色变浅；痰液性状由浓稠逐渐变清澈 听诊：啰音减少或消失、呼吸音增强、血氧饱和度恢复、呼吸困难减轻
肺塌陷	活动：在患者可耐受的情况，加强下床的活动，如床旁的踏步、如厕、病房内步行等 胸廓扩张训练：可通过听诊呼吸音和胸廓活动减少的位置着重进行该部位的胸廓扩张的训练 体位管理：直立为主。若疼痛，则取舒适体位	运动测试：6分钟步行试验 呼吸频率：增加 血氧饱和度：下降 听诊：呼吸音降低 / 消失 胸廓活动度：降低 活动后呼吸困难与疲劳：Borg 自觉呼吸困难与疲劳指数	运动测试：步行距离增加 呼吸频率恢复；血氧饱和度恢复 听诊：呼吸音增强、胸廓活动度恢复 Borg 自觉呼吸困难与疲劳指数降低

二、术后肺康复训练实例

患者姓名：梁××，性别：男，年龄：72岁，职业：农民。主诉：体检发现右肺结节3年。

现病史：3年前体检发现右肺结节，遵医嘱每年复查，近一年外院检查发现右肺结节增大，至我院胸外科门诊。反复咳嗽、咳黄色脓痰、活动后气促，诊断"慢性支气管炎，肺气肿"10年，未规范治疗。既往史：左肺尖肿物切除术后5年。无药物史。胸部CT：右肺上叶前段见不规则影，大小约2.5 cm×1.5 cm，局部支气管扩张，纵隔及肺门淋巴结未见明显肿大。

纤支镜：各级支气管未见异常，肺泡灌洗液查见腺癌。诊断：①右肺上叶腺癌。② COPD。③左肺尖肿物切除术后。

表4-8 康复评估

项目	评估结果
临床评估	手术：VATS 右肺上叶切除术 手术时间：1.5 小时
生命体征	BP：125/85 mmHg，HR：90 次 / 分，SPO$_2$：93%；BR：25 次 / 分
疼痛	静息 VAS 评分：2 分 活动或咳嗽后 VAS 评分：6 分
呼吸困难 / 疲劳	静息 Borg 指数 2 分 活动后 Borg 指数 4 分
听诊	右肺上叶呼吸音减弱
胸廓活动度	右侧胸廓活动较左侧减弱
咳嗽效力	降低
痰液	20 ml/d，血痰混合白色黏液痰
运动耐受能力	活动后感心累气紧，mMRC 评分为 2 分

1. 问题分析

（1）痰液滞留。

（2）疼痛。

（3）肺通气功能减损。

（4）运动耐受能力降低。

2. 康复目标

（1）即时目标：改善氧和状态，促进痰液排出。

（2）近期目标：改善肺通气 功能维持肺容积，改善血液循环，维持肌肉长度、肌力和关节，活动范围，优化心肺功能，预防术后并发症，实现功能最优化，尽早出院。

（3）远期目标：回归家庭，回归社会。

3. 术后康复训练方案

术后康复训练方案，见表4-9。

表4-9　康复方案

时间	方案
术后第1天～第3天	● 气道廓清技术 ACBT：呼吸控制 10 次/组、胸廓扩张训练 3 个/组、用力呼气技术 3 个 咳嗽：主动咳嗽及自我辅助咳嗽 ● 促进吸气练习：双上肢前屈过头，伴随深吸气，5 个/组，2 组/日 ● 体位管理：床上高靠位—下床—床旁踏步—病房/走廊步行 ● 活动：步行 100~400 m/ 次，3 次/日

4. 训练后评估

训练后评估，表见4-10。

表4-10　训练后评估

项目	评估结果
生命体征	BP：120/85 mmHg，HR：80 次/分 SPO_2：95%，BR：22 次/分
疼痛	静息 VAS 评分：1 分 活动或咳嗽后 VAS 评分：3 分
呼吸困难/疲劳	静息 Borg 指数 1 分 活动后 Borg 指数 3 分
听诊	右肺上叶呼吸音较前增强
胸廓活动度	右侧胸廓活动较训练前增加
咳嗽效力	良好
痰液	5 ml/d，白色黏液痰
运动耐受能力	活动后感心累气紧，mMRC 评分为 1 分

第五章

社区与居家肺康复

第一节 肺癌手术患者出院后症状管理

肺癌手术患者出院后的症状管理是加速康复外科的重要组成部分，术后疼痛、咳嗽、气短等症状是影响患者术后生活质量的主要因素。目前临床上更多关注的是肺癌患者围手术期的并发症和症状，而患者出院后的症状管理仍没有引起足够重视。因此，肺癌术后患者的症状管理是加速康复外科亟待解决的问题。

一、肺癌手术患者出院后症状的评估

症状是患者对生理或心理不适的主观感受，在实际临床工作中常用到各种量表来有效评价患者的症状严重程度以及对生活的影响。目前国际上常用的症状评估量表有很多种，可以分为单一症状的评估量表和针对多种症状的评估量表。前者例如简明疼痛量表（Brief Pain Inventory、BPI）、疲劳量表（The Fatigue Symptom Inventory，FSI）、莱斯特咳嗽问卷（Leicester Cough Questionnaire，LCQ）等，后者如 MD 安德森症状评估量表（MD Anderson Symptom Inventory，MDASI）等。

针对单一症状的评估量表往往是对该症状进行全面的了解与评估，从多个方面对其进行描述。以简明疼痛量表为例，该量表包括 32 条问题，从疼痛的部位、严重程度、加重缓解因素、治疗措施、性质以及对生活的影响等方面对疼痛进行了全面的评估，能够客观全面地评价患者的疼痛情况。但在实际临床工作中患者存在的症状往往是不单一的，为了能够全面地了解患者的

症状情况，需要使用针对多症状的评估量表。目前国际上肺癌相关的症状量表多数是在放化疗患者中研究和验证的，对肺部手术后患者特异人群并不完全适用，并且由于东西方文化的差异，直接翻译套用国外量表会出现不适用的情况。

周坤等研究者通过结合既往研究、临床应用的肺癌症状评测工具、专家访谈，形成肺癌术后症状指标条目，采用德尔菲法进行两轮专家咨询确定最终指标并建立了以患者症状报告为中心，且易于临床应用的肺癌患者术后症状评估量表，为准确、客观评估患者的生活质量和 ERAS 方案的评估决策提供依据。

二、肺癌手术患者术后常见症状及管理

（一）咳嗽

咳嗽是肺癌患者出院后最常见的症状之一，有研究报道其发生率为25%~70%。对于正常人而言，咳嗽反射是避免气道被异物堵塞的重要保护机制，主要由脑干的孤束核控制。

针对肺癌患者的咳嗽治疗应该着眼于消除引起咳嗽的诱因，目前有研究认为咳嗽反射神经纤维的异常激活、迷走神经损伤、胃食管反流、支气管内缝合、手术方式与部位、纵隔淋巴结清扫、术后肺部并发症、术前合并慢性疾病及其他解剖学变异等都可能是造成肺癌患者术后咳嗽的原因。

因此，在防治肺癌患者术后咳嗽中，需针对可能存在的病因进行防治。

（1）术前合并咳嗽患者应进行药物干预，对症治疗。

（2）术中操作减少不必要组织损伤，减少神经损伤。

（3）术后胃食管反流患者可首发咳嗽症状，可结合其他典型临床表现如胃灼热和反流症状结合相应检查加以临床诊治。常用治疗药物可包括：①质子泵抑制剂：如奥美拉唑片（一次 20~60 mg，一日 1~2 次。晨起吞服或早晚各一次，疗程通常为 4~8 周）。②促胃动力药：如莫沙必利片（口服，一次 5 mg，一日 3 次，饭前服用）。③组胺 H_2 受体拮抗剂：如法莫替丁（口服，一次 20 mg，一日 2 次）。

（4）术后持续型咳嗽可加用止咳药，需专科医生开具处方。常用的止咳药包括：①中枢性止咳药，其中依赖性中枢止咳药：如可待因溶液（一次口服 10 ml，一日 3 次，睡前服 20 ml）；非依赖性中枢止咳药，如右美沙芬（皮下或肌内注射。通常成人每次 5~10 mg，每支用 1 ml 注射用水溶解后使用，每日 1~2 次）。②外周性镇咳药，如那可丁糖浆（口服。成人一次 4~10 ml，一日 3~4 次），或苯丙哌林（口服每次 20~40 mg，每天 3 次）。③复方制剂，如复方甲氧那明胶囊（1 日 3 次，每次 1~2 粒，饭后口服）。此

外美国胸科协会将抗癫痫药加巴喷丁可以治疗不明原因难治性咳嗽（口服，一日一次，一次 300 mg），但属于超说明书用药。

（5）避免刺激性或过敏原的吸入，避免吸烟、油烟、花粉、冷空气等因素的刺激。

（二）疼痛

疼痛也是常见的癌症相关症状之一，手术带来的创伤是手术后疼痛的直接诱因，严重疼痛不仅影响患者围手术期快速康复，也严重影响了患者出院后的生存质量，因此术后疼痛管理尤为重要。

手术切口造成的肌肉和肋骨创伤，操作的牵拉及胸腔引流管是术后伤害性疼痛的主要原因。同时，因手术体位原因，部分患者可能出现术后术侧肩膀疼痛的症状。此外，急性期疼痛通过肋间神经和膈神经传导，并导致级联瀑布效应，降低疼痛阈值，持续疼痛信号刺激还会进一步导致中枢敏化，进而形成慢性术后疼痛，严重影响患者术后生活质量。

（1）围手术期合理镇痛，减轻疼痛症状，预防急性疼痛向慢性疼痛的转变。①得益于目前自控镇痛（PCA）技术的推广及应用，全身麻醉性镇痛药和局部神经阻滞均可采用 PCA 技术给药，让患者在感觉疼痛时，通过微量泵自行向体内注射既定剂量药物，在遵循"按需镇痛"的原则下，使用最小剂量可以获得满意的镇痛效果。此外，非甾体类抗炎药在临床运用广泛，减少阿片类药物的使用，可使术后出现早期恶心、呕吐及腹胀等不良反应的概率降低。②伤口局部麻醉可以对伤口部位进行精准镇痛，根据麻醉的方式可以归纳为伤口浸润麻醉。伤口浸润麻醉可以在术中提前进行术后镇痛，从而减少全身麻醉类药物的使用，降低药物副作用的发生率，但是如何保证有效延长局部麻醉药的半衰期，值得进一步研究。

（2）医务人员指导患者出院时带药西乐葆一盒（或自行外购布洛芬一盒），告知药物服用方法、时间、注意事项等。若患者出现重度疼痛，必要时可口服西乐葆或者布洛芬。

若口服止痛药效果不佳则需联系手术随访医务人员进行处理。出院后通过电话、APP、社区等随访方式追踪患者疼痛情况并及时反馈。

（三）头晕

少部分患者会在手术后出现头晕症状，多见于术后 24 小时内，造成该症状的原因可能为：

（1）低血糖。术前禁食时间长、手术时间长、术中补液不足和机体应激反应都可能导致患者出现低血糖，从而导致头晕症状，可通过补液或进食缓解。

（2）体位性低血压，在手术后一般需要卧床一段时间，当站立时间长或者蹲起时，心脏射血量相对减少，头部供血不足，就会引起头晕，一般需要静养恢复，可逐渐缓解。如果既往有高血压，但是术后未服用药物，也会出现头晕症状，需及时服用降压药。

（3）术后短时间内麻醉药物尚未代谢完全，也可以导致头晕，嘱患者休息，可逐渐好转。

（4）若术中失血过多，也可能导致患者出现术后头晕，需要术后及时补充血容量，增加术后饮食营养的摄入。

（5）术后脑梗死或脑出血，合并心脑血管基础疾病的患者术后脑血管意外事件风险高，若出现头晕后症状无明显缓解，应及时进行神经系统查体，并及时完善头部 CT 或 MRI 检查。

（四）恶心、呕吐

术后恶心、呕吐是患者手术后常见症状，但出院后出现恶心、呕吐的患者较少，绝大多数患者在术后 24 小时发生恶心、呕吐，有报道称术前合并胃食管反流及术前焦虑的患者术后较易出现恶心、呕吐。

恶心、呕吐常见原因为：①手术因素。进食后短期内施行麻醉诱导可导致术后呕吐，许多疾病本身和手术创伤时交感神经兴奋均可以使胃排空减慢，食物通过其体积和化学成分兴奋腹腔迷走传入神经，在麻醉药的中枢作用下，形成足够的催吐动力。②麻醉因素。麻醉前用药，因能延迟胃排空而诱发术后恶心、呕吐；术后给予阿片类镇痛药也可能诱发呕吐。③患者因素。有研究报道成年女性比男性更容易发生恶心、呕吐，可能与性激素水平相关。此外，既往有术后恶心、呕吐症状或运动眩晕史的患者更容易发生术后恶心、呕吐。

恶心、呕吐临床表现明显，需在医生指导下进行药物治疗，常用的药物有：① 5-HT$_3$ 受体拮抗剂。目前，临床上常用的 5-HT$_3$ 受体拮抗剂如昂丹司琼（在诱导麻醉的同时肌内注射或缓慢静脉注射 4 mg，对于已出现的术后恶心、呕吐，可肌内注射或缓慢静脉注射一剂 4 mg），这类药物副作用较轻，不良反应也较少。②苯甲酰胺类。通常于术毕给药，其作用机制为阻断了中枢和外周的多巴胺受体，同时能促进胃肠蠕动，加速胃排空，如甲氧氯普胺（肌内或静脉注射。成人一次 10~20 mg，一日剂量不超过 0.5 mg/kg）。

（五）疲劳

疲劳症状广泛存在于众多癌症患者身上，同时也是肺癌患者术后影响生存质量的重要因素。导致癌症患者出现疲劳的诱因可以分为原发性和继发性。原发性的诱因往往是由肿瘤对机体神经内分泌系统的干扰，具体来说包括中枢神经 5- 羟色胺控制系统、下丘脑控制的内分泌系统、褪黑素的分泌、蛋白质的氧化磷酸化系统等。继发性的疲劳往往来自于并发症，其他症状和治疗措施等，例如睡眠障碍、感染、贫血、营养不良心情低落、疼痛和并发症等。

对于疲劳的治疗措施目前可以从以下几个方面进行治疗：

1. 一般治疗

从认知行为治疗、锻炼、休息与睡眠、营养治疗、替代治疗等方面着手。认知行为治疗包括团队协作治疗、减压、放松训练、与疲劳有关的心理教育学习和其他支持性的干预。认知行为治疗能够有效地改善包括疲劳在内的一系列症状问题。认知行为治疗的最大优势在于其为非侵入性的治疗措施，且无明显副作用。身体锻炼是最有效的疲劳治疗措施之一。身体锻炼可以在医疗机构或者家庭进行。一项随机对照研究证实患者在家庭进行的力量训练和长距离行走锻炼能够改善患者的睡眠质量并减轻疲劳症状，改善生存质量。疲劳的其中一个诱因是睡眠问题，改善睡眠状况也能够改善疲劳状况。正确的膳食结构，包括维生素、矿物质、蛋白质和糖类等营养素的合理饮食能够保证癌症患者的营养补充，改善疲劳症状。

2. 药物治疗

可用于改善疲劳症状的药物有兴奋剂类，如生长因子、类固醇、抗抑郁药等，需要在医生指导下用药。兴奋剂类药物被证实可以有效地缓解疲劳症状，目前研究较多的兴奋剂包括哌甲酯（口服，每日一次，剂量可根据患者个体需要及疗效而定。每次可增加剂量 18 mg，直至最高剂量为 54 mg 通常约每周调整剂量一次）和莫达非尼（口服。每日睡前 1.5 小时服 50~100 mg，每 4~5 天增加 50 mg，直至最适剂量每日 200~400 mg）。哌醋甲酯被证实能够对化疗后疲劳的患者产生显著的改善效益。但是需要注意的是哌醋甲酯具有比较显著的副作用，包括头痛、恶心和口干等。

（六）皮下气肿

由于胸部切口，壁层胸膜完整度被破坏，即使出院后，部分患者切口周围也常见皮下气肿的症状。空气可累及皮下和深部组织，优先聚集在皮下张力较小的区域，并通过连接筋膜和解剖平面向头部、颈部、胸部和腹部扩散直到压力平衡。触诊可触及明显捻发感，影像学检查可见皮下气体密度影。

对于出院后患者切口周围皮下气肿症状的管理。

（1）对于单纯术后切口周围皮下肺气肿通常会逐渐消退，对于病情轻且不会引起明显不适的患者，可选切口周围加压包扎和观察治疗，若无合并其他术后并发症，皮下肺气肿多在术后 10 天内消退。

（2）对于部分患者如出现呼吸困难和面部肿胀，需严密监测患者生命体征，对症支持治疗，皮下肺气肿可能被误诊为过敏反应和血管水肿，体格检查和影像学检查有助于鉴别诊断。

（七）气短

气短是肺部手术患者常见的术后症状之一，主要表现为患者活动后感觉气短、呼吸急促、需用力呼吸，并使呼吸肌及辅助呼吸肌参与呼吸运动，出现了呼吸频率加快、深度加深的改变。

肺癌患者术后气短原因可分为以下几点：①术后切口疼痛，一方面疼痛影响患者正常呼吸时的胸廓正常运动；另一方面，疼痛引起疼痛阈值低的患者术后咳嗽能力受限，可能导致术后残肺复张不良。②术后肺功能状态改变，手术切除了部分正常肺组织，对于恢复期患者来而言，肺通气－血流再分布改变，短期机体尚未达到平衡，导致肺功能下降。③术后相关并发症，如术后肺部感染、胸腔积液、支气管痉挛和呼吸衰竭等术后并发症都可能导致患者出现气短甚至呼吸困难。④心肺相关合并症，如术前合并慢性阻塞性肺病或心脏功能受限患者，或输液量过快等因素术后肺部水肿或体循环瘀滞从而引发气短或呼吸困难症状。

为了避免患者出现严重的呼吸困难，可以采取以下措施：

（1）活动后出现气短，可将患者头部和上身抬高 30°～45°，取患者 1/4 患侧卧位，以利于健侧肺通气，改善呼吸。避免完全侧卧于患侧卧位，使纵隔过度移位，心脏血管扭曲。必要时可监测生命体征、血氧饱和度及呼吸频率。对年龄较大、术前合并心肺疾病者定时进行血气分析的监测。适当减少患者活动，避免氧耗量增加，必要时可进行药物镇静。

（2）保持呼吸道通畅，鼓励患者主动排痰。若痰液黏稠不易咳出，可使用雾化吸入，每天 2~3 次，以稀化痰液，减轻小气管，痉挛及水肿，使痰液易于咳出。

（3）增强肺功能训练，对于有多年吸烟史，呼吸、心血管系统合并症等高危因素的患者，可以术前术后进行肺功能训练，改善肺功能，减缓呼吸困难的症状，加速患者康复。

（八）咽喉疼痛

咽喉疼痛是胸外科术后常见的症状之一，有报道显示其发生率在 10%~60% 不等。术后咽喉疼痛的主要因手术全麻经口气管插管黏膜损伤造成。患者在术后 48 小时内都可能会有咽喉疼痛的症状，值得注意是，严重的术后咽痛可能会导致呼吸困难以及吞咽困难，降低患者麻醉满意度和生活质量。

对于患者出院后咽喉疼痛的防治：①局部麻醉药。插管前使用利多卡因乳膏可够减少术后咽喉疼痛的发生率及严重程度。②糖皮质激素。糖皮质激素类药物能够通过诱导抑炎因子合成，抑制炎性因子的释放，达到抗炎镇痛抗过敏等作用，有研究认为术中静脉注射地塞米松（＞0.1 mg/kg）在24小时内可降低术后咽痛的发生率和严重程度。③非甾体抗炎药（NSAIDs）。NSAIDs通过抑制前列腺素的合成及淋巴细胞的活化，减少致痛物质的形成和释放，从而起到消炎镇痛的作用。④ N–甲基–D–天冬氨酸（NMDA）受体拮抗剂。NMDA受体拮抗剂如氯胺酮（成人先按体重静注0.2~0.75 mg/kg，2~3分钟注完，而后连续静滴每分钟按体重5~20 μg/kg）可产生镇痛效应治疗咽喉疼痛。⑤中医治疗。有报道指出针刺穴位能够促进具有镇痛作用的递质释放并加强其镇痛作用生，降低气管插管全麻术后咽痛的严重程度。

术后咽喉疼痛的预防措施较多，对可干预的危险因素进行改善后，术后咽喉疼痛的发生率可能降低。如术中采用更小管径的气管导管、维持一定范围内的导管套囊压力，使用可视化喉镜行插管以及术中监测气管导管套囊压力均能够有效减少术后咽喉疼痛的发生。另外，插管时在确保肌松完全的基础上，手法尽量轻柔顺畅，避免使用蛮力损伤患者口咽喉部组织。术后吸痰操作也需轻柔，避免负压过大，反复摩擦后易引起口咽喉腔黏膜破损出血，拔除气管导管时尽量避免患者呛咳、干呕等不良反应。

（九）失眠

失眠是以难以入睡和睡眠的维持困难为特征，并影响睡眠质量的一种常见的睡眠障碍。手术患者出院后失眠的原因主要有两方面，包括生理和心理方面。

1. 生理方面的原因

（1）疼痛是影响睡眠最主要的原因，目前对于疼痛性质、原因清楚的手术后疼痛，应采取预防性镇痛，及合理镇痛，降低患者的疼痛。同时医护人员也应转变对疼痛的认知观念，切勿认为是正常现象而忽视可能存在的风险，应加强对患者的心理疏导。

（2）各种导管的存在是影响术后睡眠的重要原因。开胸手术后患者常放置多种导管，如胸腔闭式引流管、胃肠减压管、导尿管、吸氧管、切口引流管等。多种导管的留置会造成患者生活的不便。因此合理评估置管风险，减少不必要的管道，不仅可以降低患者的不适感，也有助于患者自主活动及患者康复训练。

（3）不适应手术后体位是影响术后睡眠的另一原因。胸外科手术后常要求患者处于半卧位，以有利于胸腔闭式引流、呼吸及减轻切口疼痛等。长时间处于半卧位，患者会感到十分劳累和不适。嘱患者进行掌握恰当的翻身技巧，尽量在病情允许条件下为患者取的舒适体位。

2. 心理方面的原因

（1）精神高度紧张，此类患者精神一般比较脆弱，过度敏感，对疼痛的耐受性差，术后身体和各种不适可加剧病人的紧张程度。应及时准确细致地观察患者的心理反应，抓住其特点，针对问题，合理宣教。

（2）住院期间病房环境及治疗带来孤独感。对于此类患者，应当做思想工作，鼓励患者说出心中感受，告诉患者家属及其他社会支持力量给予的关心和帮助，适当增加其最为担心的孩子和老人的探视率，必要时配合药物治疗。

（3）癌症患者抑郁情绪，表现为悲哀、绝望、无助等。消极的情绪及术后心态的改变易引发失眠，从而影响了睡眠质量。应当主动关心体贴患者，从思想上开导患者，必要时专科就诊。

（十）便秘

便秘是胸外科手术术后常见的症状，发生率可达 50%。若医生对该并发症的认识不足和对围手术期肠功能的管理不善可能导致严重后果，如诱发心脑血管疾病、肛裂、腹痛、食欲不振、恶心、呕吐，甚至导致肠梗阻的发生，影响患者康复，降低生活质量，在增加患者生理上痛苦的同时，也会产生潜在的心理影响。

引起患者术后便秘的因素主要有以下几种。①药物因素。阿片类镇痛药和非甾体抗炎药等可能导致胸外科手术术后便秘。阿片类镇痛药通过激活多数位于胃肠道的 $\mu-$ 阿片受体使得肠蠕动减弱、肠液分泌减少，从而导致便秘的发生。非甾体类抗炎药刺激胃肠系统和组织引发一系列诸如腹痛、恶心、便秘等消化系统症状。②生活习惯。不健康的饮食习惯，如含纤维食物摄入量少、饮水不足，加之术后患者运动量减少，引起胃肠蠕动减弱，都会导致术后便秘的发生。③心理因素。因手术产生的焦虑心理、排便时肠道运动引起受伤部位疼痛使患者对排便产生的抵触心理、患者对于多人同住病房并需用便盆排便而产生的隐私心理都会或直接或间接地导致便秘发生。④其他因素。伤后或术中失血过多者，既往患有肝病、高血压、糖尿病、便秘史、腹部手术史等的患者术后发生的可能性较其他患者高。

术后及出院后便秘的诱因众多，目前还没有统一的防治标准，防治术后便秘需采取综合性的防治方法，从多个角度进行防治。一方面，可以通过宣教改变患者的生活习惯，并对其进行心理疏导，缓解患者的紧张情绪和对排便的抵触情绪；另一方面，采用药物同时可结合腹部按摩、针灸等非药物治疗措施来防治术后便秘。

1. 术后宣教

通过对患者进行教育，改变不正确的饮食习惯和生活方式，达到预防或缓解便秘的目的。首先，增加饮食中液体和高纤维饮食的摄入，促进肠道益生菌生长，预防大便干结。活动受限的患者可进行适当的床上运动，可对患者进行骨盆肌肉训练以促进排便。术后可以下床的患者可在病床周围进行适当的活动。最后，对患者进行心理疏导。消除患者病床上排便的顾虑，逐步适应使用便盆排便。同时对病后焦虑、紧张的患者给予安慰和疏导，解除负面情绪所带来的压力。

2. 宣教效果欠佳的便秘患者的药物防治

（1）缓泻剂。渗透性泻药是一种高渗性溶液，通过在肠腔和肠壁之间建立一个梯度来发挥作用，从而使液体分泌到肠腔中。常用的渗透性泻药有聚乙二醇、乳果糖、镁类泻剂等。容积性泻药主要含有大量纤维素，以达到增加粪量、保持粪便水分、轻度刺激肠蠕动的作用。润滑性泻药可减少肠道对水分的吸收，润滑肠腔使粪便更易排出。常用的润滑性泻药有甘油、液状石蜡，适用于大便硬结的患者。刺激性泻药作用于肠平滑肌神经丛，从而改变肠黏膜通透性，促进肠蠕动的同时抑制肠腔内水分吸收，常用的药物有比沙可啶。润滑性泻药与刺激性泻药联用对胸外科术后阿片型便秘有较好的缓泻效果。对于未长期服用阿片类镇痛药术后出现便秘的患者，予以乳果糖口服溶液（30 ml/ 次，3 次 / 日），部分患者症状可缓解；对于症状仍未改善的患者，最多可联用 5 支开塞露予以灌肠。

（2）氯通道激动剂。通过激活肠上皮顶端的 II 型氯通道，刺激肠液分泌、加速结肠运转，达到软化粪便的目的。常用的药物有鲁比前列酮，该药缓解成年人便秘症状疗效好，且耐受性良好，但最常见的副作用为呕吐和腹泻。

（3）促动力药。促动力药为 5- 羟色胺受体激动剂，主要针对 5- 羟色胺 IV 型受体诱导结肠高幅推进收缩促进肠道运动，主要在肠动力受损的情况下考虑使用。常用的药物有莫沙必利、西沙比利、替加色罗、普卢卡比利。莫沙必利（1 日 3 次，每次 5 mg，饭前或饭后口服）可缩短结肠传输时间，增加功能性便秘患者的排便次数，改善大便性状。普芦卡必利（口服，每日一次，每次 2 mg）对 5- 羟色胺受体具有高度的选择性和亲和力，对心血管的安全性高。

（4）周围 μ- 阿片受体拮抗剂。针对术后使用阿片类镇痛药而致的阿片型便秘。大多数阿片类镇痛药物通过激活中枢 μ- 阿片受体发挥镇痛作用，当胃肠道有多数的周围 μ- 阿片受体时，抑制了乙酰胆碱、舒血管肠肽和一氧化氮的释放，进而抑制了肠道的推动性蠕动；影响了胃肠道黏膜分泌，使消化液分泌减少而水分吸收增多，导致阿片型便秘的发生。该类型便秘单独使用泻药并不能从根本上解决阿片对肠道上 μ- 阿片受体的影响，可采用周围 $\mu-$ 阿片受体拮抗剂，在不影响镇痛效果的同时解决便秘问题。$\mu-$ 阿片受体拮抗剂有甲基纳曲酮和纳曲酮季铵盐。甲基纳曲酮和纳曲酮季铵盐已在临床上作为阿片型便秘的 $\mu-$ 阿片受体拮抗剂使用。

（十一）小结

癌症术后患者出院后症状管理是一项贯穿疾病诊断治疗全过程的长期工作，由症状的评估，预防和治疗组成。在临床实践中，针对不同的症状有不同的管理办法，但都要以患者为中心。对于术后可能出现的症状，要提前预防、及时诊治，更需要医务工作人员给予患者人文关怀，减轻患者不适帮助其快速康复。

肺癌患者症状评估项目

1. 您此时有哪些症状（可多选）

○咳嗽　○疼痛　○气短　○疲劳　○头晕　○恶心、呕吐　○皮下气肿
○失眠　○便秘

无症状—最严重	0	1	2	3	4	5	6	7	8	9	10
1. 您咳嗽的严重程度为	○	○	○	○	○	○	○	○	○	○	○
2. 您疼痛的严重程度为	○	○	○	○	○	○	○	○	○	○	○
3. 您气短严重的程度为	○	○	○	○	○	○	○	○	○	○	○
4. 您疲劳最严重程度为	○	○	○	○	○	○	○	○	○	○	○
5. 您头晕的严重程度为	○	○	○	○	○	○	○	○	○	○	○
6. 您恶心、呕吐的严重程度为	○	○	○	○	○	○	○	○	○	○	○
7. 您皮下气肿的严重程度为	○	○	○	○	○	○	○	○	○	○	○
8. 您失眠严重程度为	○	○	○	○	○	○	○	○	○	○	○
9. 您便秘的严重程度为	○	○	○	○	○	○	○	○	○	○	○

2. 您此时最明显的症状（最不舒服的）是：

○咳嗽　○疼痛　○气短　○疲劳　○头晕　○恶心、呕吐　○皮下气肿　○失眠　○便秘

若患者选【咳嗽】填以下问题：

1. 您咳嗽最重（或最频繁）的时间是

○白天　○晨起　○晚上　○睡觉　○白天和晚上

2. 您咳嗽加重的因素（最相关的）是

○活动时　○说话时　○起床时　○睡觉时

3. 咳嗽性质

○刺激性干咳　○干咳有血　○咳嗽有痰　○咳嗽痰中有血　○其他

4. 咳嗽频率

○偶尔（小于 10 次 / 小时）　○时常有（10~30 次 / 小时）　○多数时间（大于 30 次 / 小时）

5. 咳嗽程度评估

○轻度（咳嗽，不影响日常生活）

○中度（咳嗽，影响日常生活，不需要药物处理）

○重度（咳嗽，影响日常生活，药物治疗后可缓解）

○极重度（咳嗽，影响日常生活，药物治疗后不缓解，需到医院治疗）

6. 您咳嗽时最常应用的药物是

□无　□止咳药　□抗过敏药　□激素类　□平喘药　□祛痰药　□中药

若患者选【疼痛】填以下问题：

1. 您疼痛最严重的部位是

○手术切口　○引流管口　○胸部　○腹部　○背部　○咽喉疼痛

2. 您疼痛的性质是

○针刺　○刀割　○麻木　○胀痛　○其他

3. 您疼痛加重的（最相关的）因素是

○咳嗽　○活动　○深呼吸　○无

4. 您疼痛的程度是

○轻度（疼痛，不影响日常生活）

○中度（疼痛，影响日常生活，不需要药物处理）

○重度（疼痛，影响日常生活，药物治疗后可缓解）

○极重度（疼痛，影响日常生活，药物治疗后不缓解，需到医院治疗）

5. 您疼痛时最常应用的药物是

□口服止痛药　□静脉止痛药　□止痛贴　□镇痛泵　□无

若患者选择【气短或呼吸困难】填以下问题

1. 您气短或呼吸困难加重的（最相关）原因是：

○步行　○上楼　○洗漱　○交谈

2. 您缓解气短或呼吸困难的最主要方法是

○卧床休息　○体位变化　○吸氧　○药物治疗

3. 您气短或呼吸困难程度评估

○轻度（气短或呼吸困难，不影响日常生活）

○中度（气短或呼吸困难，影响日常生活，不需要药物处理）

○重度（气短或呼吸困难，影响日常生活，药物治疗后可缓解）

○极重度（气短或呼吸困难，影响日常生活，药物治疗后不缓解，需到医院治疗）

4.mMRC（呼吸困难）量表

分级	你选	呼吸困难严重程度
0		我仅在费力运动时出现呼吸困难
1		我平地快步走或步行爬小坡时出现气短
2		我由于气短，平地行走时比同龄人慢或需要停下来休息
3		我在平地行走 100 m 左右或数分钟后需要停下来喘气
4		我因严重呼吸困难以至于不能离开家，或穿脱衣服时出现呼吸困难

若患者选择【疲劳】填以下问题

1. 疲劳程度评估

○轻度（疲劳，不影响日常生活）

○中度（疲劳，影响日常生活，不需要药物处理）

○重度（疲劳，影响日常生活，药物治疗后可缓解）

○极重度（疲劳，影响日常生活，药物治疗后不缓解，需到医院治疗）

2. 疲劳加重的原因有

○步行　○上楼　○洗漱　○交谈

3. 您缓解疲劳的最主要方法是

○卧床休息　○体位变化　○吸氧　○药物治疗

4. Borg（疲劳）量表

临床表现	分值	你选
完全没有；一点也不觉得疲劳	0	
极轻微的疲劳，几乎难以察觉	0.5	
非常轻微的疲劳	1	
轻度疲劳	2	
中度的疲劳	3	
略严重的疲劳	4	
严重的疲劳	5~6	
非常严重的疲劳	7~9	
极度的疲劳，达到极限	10	

若患者选择【头晕或头昏】填以下问题

1. 头晕或头昏程度评估

○轻度（头晕或头昏，不影响日常生活）

○中度（头晕或头昏，影响日常生活，不需要药物处理）

○重度（头晕或头昏，影响日常生活，药物治疗后可缓解）

○极重度（头晕或头昏，影响日常生活，药物治疗后不缓解，需到医院治疗）

2. 您头晕或头昏时采取的干预措施是

○卧床休息　○西医治疗　○中医治疗（包括中药及按摩、外敷等）　○无

若患者选择【恶心、呕吐】填以下问题

1. 恶心、呕吐程度评估

○轻度（恶心、呕吐，不影响日常生活）

○中度（恶心、呕吐，影响日常生活，不需要药物处理）

○重度（恶心、呕吐，影响日常生活，药物治疗后可缓解）

○极重度（恶心、呕吐，影响日常生活，药物治疗后不缓解，需到医院治疗）

2. 您恶心、呕吐时采取的干预措施是

○禁食禁饮　○观察治疗　○改变饮食　○药物治疗　○其他

若患者选择【皮下气肿】填以下问题

1. 皮下气肿分级及程度

○轻度：气肿范围在同侧胸壁周围

○中度：气肿范围在同侧和对侧胸壁

○重度：气肿范围在胸壁和颈部或面部

○极重度：气肿范围蔓延至全身（腹部、双大腿）

2. 您皮下气肿时采取的干预措施是

○观察治疗　○负压吸引　○穿刺排气　○安置引流管

若患者选择【失眠】填以下问题

1. 失眠程度评估

○轻度（失眠，不影响日常生活）

○中度（失眠，影响日常生活，不需要药物处理）

○重度（失眠，影响日常生活，药物治疗后可缓解）

○极重度（失眠，影响日常生活，药物治疗后不缓解，需到医院治疗）

2. 您恶心、呕吐时采取的干预措施是

○睡前听音乐　○服用安眠药　○中医治疗（包括中药及按摩、外敷等）　○其他

若您选择【便秘】填以下问题

1. 便秘程度评估

○轻度（便秘，不影响日常生活）

○中度（便秘，影响日常生活，不需要药物处理）

○重度（便秘，影响日常生活，药物治疗后可缓解）

○极重度（便秘，影响日常生活，药物治疗后不缓解，需到医院治疗）

2. 您便秘时采取的干预措施是

○改变饮食　○西医治疗　○中医治疗（包括中药及按摩、外敷等）　　○其他

第二节　社区与居家康复训练方案与效果评估

胸部外科手术后的患者在日常的症状控制和管理方面仍然面临着困难和挑战。手术虽然是治疗疾病的手段，但是也会给患者带来一系列的问题。在术后早期可通过早期病房内床旁的肺康复训练优化心肺功能，但是当患者回到社区及家庭时，治疗需要得到延续，以进一步最大化患者的心肺功能状态，促进术后症状的改善，尽早恢复正常的日常生活、工作及社交能力。因此，患者出院后应实施的术后社区及居家康复训练干预对术后相关疲劳、呼吸困难、心肺耐受能力和生活质量的影响。

一、社区与居家康复训练方案

（一）训练前准备

（1）嘱患者穿休闲宽松适合活动的棉质衣服，尽量选择底软的鞋子，准备一张干毛巾及水杯。

（2）建议餐后 1~2 小时进行。

（3）静息坐 10 分钟后，测血压、心率、血氧饱和度（糖尿病患者还应测血糖）。

（4）出现以下情况不适合运动：①静息血压收缩压 ≥ 160 mmHg 和 / 或舒张压 ≥ 100 mmHg；收缩压 ≤ 90 mmHg 和 / 或舒张压 ≤ 60 mmHg，或者出现近期血压波动明显。②静息心率大于 120 次 / 分钟不适合运动，或者突发心律不齐。③血糖低于 6 mmol/L 或者高于 11 mmol/L。④运动前出现心绞痛、发热、头疼、头晕、心慌等不适。

（5）热身 5~10 分钟，以肌肉柔韧性训练与慢走作为热身的方式。

（6）运动中推荐穿戴运动中的居家监测设备，如运动手环等。

（二）正式训练

正式训练，见表5-1。

表5-1　康复训练内容

项目	内容	适应问题	注意
胸科物理治疗技术	气道廓清技术：ACBT、自主引流、用力呼气、咳嗽、排痰仪呼吸肌肌力训练促进吸气训练	痰液潴留呼吸肌肌力下降肺通气不足	可根据患者当下存在的问题给予其必要的胸科物理治疗技术干预；对于干预方式与强度的选择应更多考虑社区及居家训练的安全性和可实施性；还应教会患者识别危险
运动训练	有氧训练	方式：健步走、慢跑、自行车、有氧操等强度：初始最大心率×40%~60%，或者Borg自觉呼吸疲劳评分指数4~6分，可逐渐进阶至最大心率70%~80%，或者Borg自觉呼吸疲劳评分指数7~8分时间：30~60分钟频率：低中等强度大于5次/日；高等强度3次/日	训练方案的制定推荐先进行运动测试，以确保方案的安全有效；强度的进阶应根据患者的训练反馈来决定，在患者可耐受的情况下进行；对于虚弱的患者在运动训练的初始，可考虑采取间歇训练的方式；可向患者建议准备便携式的监测小设备，如血氧饱和度监测仪；教育患者如何识别在运动训练中的危险指标，以及一旦出现危险如何处理
	力量训练	上肢运动方式：肩前屈、外展、内收、上举、屈肘下肢运动方式：下蹲、上下踏台阶上肢运动强度：弹力带或哑铃抗阻，8~12个/组，1~2组下肢运动强度：8~12个/组，2~3组或者可根据Borg自觉呼吸疲劳评分指数4~6分频率：2~3次/周	如果患者可以通过1-RM测得最大抗阻能力，则力量训练的初始强度可从最大抗阻强度的30%开始，逐步进阶；制定力量训练方案前，应仔细评估患者是否存在骨质疏松症、关节疾病、骨折等合并症
	柔韧性训练	颈部运动方式：前屈、后伸、左右侧偏及旋转肩部运动方式：前屈、后伸、旋转胸廓运动方式：躯干旋转、左右侧屈、躯干伸展下肢运动方式：股四头肌、髋关节、小腿三头肌强度：拉伸至末端稍感不适，3-5次/组，15~30秒/次频率：1次/日	对于老年患者，在进行柔韧性训练时需循序渐进；胸廓的柔韧性训练应先对胸部的伤口进行评估，确保伤口愈合良好后再进行，注意缓慢进阶

（三）效果评估

术后患者的社区及居家肺康复训练应以问题为核心制定训练方案，因此效果评估也应基于患者的问题展开。

表5-2

问题分析	治疗方法	评估方法	效果评价
痰液潴留	气道廓清技术 主动/辅助咳嗽	观察：痰液的量、痰液的颜色、痰液性状 听诊：啰音，呼吸音降低或消失 血氧饱和度下降	观察：痰量排出，且减少；颜色变浅；痰液性状由浓稠逐渐变清 听诊：啰音减少或消失、呼吸音增强 血氧饱和度恢复
肺塌陷	运动 胸廓扩张训练	运动测试：6分钟步行测试、爬楼梯测试 呼吸频率：增加 血氧饱和度：下降 听诊：呼吸音降低/消失 胸廓活动度：降低 活动后呼吸困难与疲劳：Borg自觉呼吸困难与疲劳指数 日常生活质量：EORTC-LC43值	运动测试：步行距离增加、爬楼梯高度增加 呼吸频率恢复 血氧饱和度恢复 听诊：呼吸音增强 胸廓活动度恢复 Borg自觉呼吸困难与疲劳指数降低

三、注意事项

（1）社区肺康复通过详细的评估后，鼓励根据不同的能力层次的患者进行分组，对于同一个水平的患者进行小组训练，增进患者间的交流，增强患者康复信心。

（2）居家肺康复训练由于缺少医务人员的监督，患者必然存在一定的安全隐患及不持续性，导致无法达到理想的训练效果。因此，治疗师在制定方案前应对患者的危险因素及患者的兴趣进行详细的评估，对训练强度、方式的选择上实行更加个性化的建议。此外，还需教育患者如何识别危险以及如何在出现危险时及时处理，必要时建议患者准备适合的便携式监测设备。

（3）建议通过电话、微信等方式与实施居家肺康复的患者建立联系，保障患者训练的安全及疗效。

第六章

肺康复训练常用指标及其临床应用

第一节 呼气峰流速在肺康复训练中的应用

呼气峰流速是指被检查用力呼气的最大流量，是反映气道通畅性和呼吸肌力量的肺功能指标，常应用于哮喘诊断和家庭哮喘监测。肺功能的各项指标中，PEF 是衡量咳嗽能力最敏感的指标之一，而术后肺部并发症诸如术后肺炎、肺不张、胸腔积气积液等，大多是由于咳嗽能力和效率差，痰潴留和引流不佳而导致的。我们的相关研究发现 PEF 与术后肺部并发症关系密切，有助于评估术后并发症高危因素的肺癌患者。

一、呼气峰流速的检测方法和要点

便携式 PEF 检测仪主要包括电子峰流速仪和机械峰速仪，两者的检测方法一致，电子式检测更加方便精确，而机械式使用成本更低，应用较广泛。下面以机械峰速仪为例，介绍其使用方法。

检测之前应检查流速仪的游标是否正常，如移动不顺滑或者过度滑动则说明峰速仪损坏，需要更换。首先将游标移动到"0"位（电子式则忽略此步），受检者取站立位手持峰速仪，注意手指不能阻挡游标的滑轨，以免影响读数；然后深吸气直至不能吸为止，立即憋气（时间不超过 1 秒）迅速将峰速仪口件放入口腔中，嘴唇包紧口件不能漏气，再爆发性的将气体快速呼出，记录下游标指示的数值，将游标归零再次重复以上步骤。至少测量三次，取最大值，最高的两次数值误差应在 ±20 L/min 内。PEF 只需要获得呼气前期的最大流量，不需要完整呼出全部气体，因此检测的动作和姿势要求准确，身体保持中线位置，不能前屈或后伸以免压迫气管。检测应在固定的时间段内，PEF 值在早晚有一定的变异性；不同的峰速仪精度可能存在差异，因此应该始终选择同一种峰速仪检测。

二、呼气峰流速与术后肺部相关并发症

咳嗽是机体清除气道分泌物的有效方法，咳嗽能力受损会导致气道分泌物排出不畅、痰液潴留，进而增加术后发生肺不张、肺部感染等并发症的风险。PEF 是评价患者咳嗽能力和呼吸肌力量的敏感指标，早在 2009 年英国胸科协会的呼吸物理治疗指南中即指出 PEF < 270 L/min 的神经肌肉疾病患者需要进行辅助排痰。国外亦有研究发现，较强的咳嗽能力对中风和有吞咽障碍的患者具有保护作用，避免其发生吸入相关肺炎。然而，其他相关研究发现，在上腹部手术的患者并没有发现 PEF 与术后肺部相关并发症（Postoperative pulmonary complication，PPC）有关联。对于国内肺癌手术患者，一项回顾性研究发现 PEF 是预测术后肺部并发症的有效指标，术前 PEF < 320 L/min 的患者，术后肺部感染（21.6% vs.6.4%，$P < 0.001$）和肺不张（8.0% vs.3.0%，$P=0.020$）发生率明显升高。我们通过 725 例肺癌患者的前瞻性研究发现，行肺叶切除的肺癌患者术前 PEF < 300 L/min，是预测肺癌术后发生肺部并发症的最佳阈值，并且是术后肺部并发症独立危险因素（OR=0.984，95% CI：0.980~0.987，$P < 0.001$），研究结果也显示术前 PEF < 300 L/min 的肺癌患者，术后发生肺部感染、肺不张、机械通气 > 48 小时的患者比例显著升高。

三、PEF 与 FEV_1

FEV_1 和 PEF 的检测过程类似，通过 PEF–FEV_1 散点图可以看出二者呈线性相关，并且相关性较强（$r=0.722$）（图 6–1）。那么 PEF 对并发症的预测价值是否优于 FEV_1 呢？

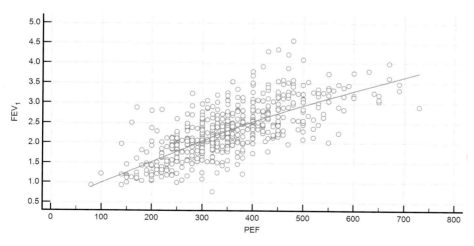

图6-1 术前PEF与FEV₁线性相关散点图

PEF 强调爆发性快速呼气产生的最大瞬间呼气流量，不需要完整呼出全部气体。而 FEV_1 是用力快速呼气前 1 秒内的呼气总量，因此 PEF 更能准确反映机体呼吸肌力量和咳嗽的状态。呼气峰流速受骨骼肌力量影响较大，因此有必要将男性和女性分别分析。通过 ROC 曲线（图 6-2）可以看出，不论男性还是女性，PEF 预测并发症的曲线下面积均大于 FEV_1，因此，PEF 预测 PPC 的准确性更高。

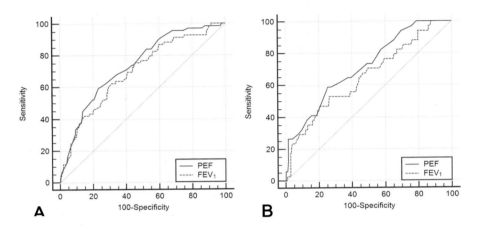

图6-2　术前PEF与FEV_1对预测PPC的ROC曲线对比（A为男性，B为女性）

四、呼气峰流速预测术后肺部相关并发症的机制

PEF 与呼吸肌力量以及气道通畅性密切相关，操作简单易学，需要被检者用力快速的爆发呼气，其机制和咳嗽、呵气等动作类似，即膈肌、腹肌快速强力收缩使腹内压增高，由于腹腔内容物可压缩的程度较小，腹腔容积变化不大，随之膈肌上抬压缩胸腔，同时肋间肌收缩使胸腔容量迅速减小，挤压双肺形成高压气体快速呼出。影响 PEF 的因素主要包括以下几个方面：①健全的呼吸肌功能和完整的胸廓结构，支配呼吸肌的神经功能正常。②气道平滑肌功能正常，气管支气管通畅性良好。③肺顺应性正常和肺实质结构完整。咳嗽是机体清除呼吸道分泌物的有效自我保护方式，同时也是肺手术后辅助排除胸腔积液积气的重要辅助手段。

近年来随着胸腔镜手术技术的进步和普及，肺癌患者的胸腔镜手术的适应证不断扩大，同时对胸壁创伤的减小使得对肺功能的要求不断降低。然而临床常常面临的问题是，呼吸肌力量较弱的患者顺利完成了肺切除手术，但因为咳嗽能力效率差造成痰潴留、腔积气积液排除效果不佳，从而导致肺部并发症的发生。随着 ERAS 理念在胸外科领域的不断深入和应用，医护一体化使得各项措施变得有效可行，从术前宣教到术中不留置尿管、胸引管的改善，再到术后辅助排痰措施的加强，饮食、镇痛方案的改变，PPC 发生率已经得到较明显的改善，但肺部感染、胸腔积气积液等仍是肺癌患者术后最常见的肺部并发症，相关研究表明术后肺部感染的发生率在 6%~25%，并且会降低肺癌患者术后远期生存率。从患者角度看，发生肺部感染的原因之一是患者呼吸肌力量不足，咳嗽机制受损，咳痰能力较差，客观表现就是 PEF 值较低，加之 40%~70% 的肺癌患者合并 COPD，可能存在气管黏膜上皮纤毛倒伏和黏液腺分泌亢进，同时麻醉药物、气管插管刺激使气道分泌物增多，气道分泌物排出障碍和生成增多共同作用导致痰潴留，增加了肺部感染的概率。

五、呼气峰流速与肺康复

术后肺部并发症是影响患者术后康复、延长住院时间和增加住院费用的主要原因之一，不仅降低了患者的生活质量，甚至还会导致患者死亡。20 世纪 60 年代物理治疗已经应用于外科以预防术后肺部并发症的发生，但目前对物理康复治疗是否能够降低术后肺部并发症，患者能否受益，还存在一些争议。应注意的是，这些临床研究中目标人群的选择、康复锻炼的方式和强度都不尽相同，结论自然千差万别。因此，肺康复训练是否有效不应一概而论，应该通过高质量临床试验研究，合理并精准地筛选出具有高危因素的患者，对真正需要康复的人群进行术前干预，以达到经济效益的最大化。国内有研究显示，对肺癌合并高危因素的患者，肺康复训练能够降低术后肺部并发症，减少住院时间，提高住院舒适度。

我们前期研究发现，PEF 较低的患者呼吸肌力量弱，咳嗽咳痰能力受到损害，术后肺部并发症尤其是肺部感染、肺不张等发生率较高，是 PPC 的独立危险因素。因此，对于这部分人群，肺康复训练可能成为改善 PEF 的重要手段。我们的研究结果表明，经过短期综合肺康复训练，明显提高了低 PEF 患者的术前 PEF 值（平均提升约 45 L/min），并且术后这种增加效益一直存在。国外研究发现上腹部术后限制性肺功能障碍和咳嗽能力损害有关，这和我们的研究结果不谋而合。康复组经过锻炼后围手术期 PEF 有较高的提升，增强了咳嗽咳痰能力，减轻了术后限制性肺功能障碍，减少了痰潴留和胸腔积气积液情况发生，相应的术后肺部并发症发生率随之降低。我们发现康复组的 PPC 发生率明显低于对照组，主要是肺部感染、肺不张和肺漏气的比例降低，也和我们的理论设想比较一致。与对照组相比，康复组在术后抗生素使用时间、引流时间、术后住院日、住院药费和总费用均有明显降低，康复锻炼不仅降低了患者的经济成本，还促进了患者术后快速康复。本试验的研究对象中，合并 COPD 的比例较高，这部分人的气道阻塞较严重，气道纤毛摆动能力受损，呼吸肌和四肢力量薄弱，PEF 值下降比较明显，是临床术前需要干预的重点人群。已有多项研究显示，呼吸肌训练或者康复锻炼可以提高 COPD 患者呼吸肌力量，改善生活质量。

我们的康复训练方案包括呼吸肌训练和有氧耐力训练，腹式呼吸可以有效锻炼膈肌运动能力，提高患者肺功能状态，而吸烟者可以从中获得更大的益处；激励式呼吸训练器通过吸气练习，可以使肺泡充分打开防止气道塌陷，有利于气道分泌物排出，同时吸气肌的锻炼可以减轻呼吸困难症状。上下肢的有氧耐力训练会整体提高呼吸肌群的核心力量和心肺耐力，Nustep 是一种四肢联动的运动方式，主要特点包括：①锻炼者可以主动控制运动节奏，增强其运动协调性和平衡性。②四肢有较大的运动幅度，可以增加关节的活动性和胸廓活动度。③上下肢同时运动，提高核心肌群的肌力。美国胸科医师协会在肺癌的诊断和管理指南中指出，爬楼梯试验不仅可以评估肺癌手术风险，还能够加强下肢耐力和最大耗氧量，这种锻炼方式经济有效，操作性强。研究显示 PEF 与腹内斜肌厚度有相关性，这给如何提高 PEF 提供了锻炼思路，例如侧身卷腹、侧身平板支撑等锻炼。另外有研究发现快速呼气训练时腹内斜肌的肌电活动增强，有助于增加呼气峰流速和神经肌肉活动性，快速呼气训练有可能成为呼吸肌训练的一部分。需要注意的是，低 PEF 患者锻炼康复方案需要根据患者个体化制定，以防患者无法承受锻炼负荷而放弃康复训练。

第二节　血清肺表面活性蛋白D（SP-D）：
一种可能的肺康复训练效果的评价指标

肺表面活性蛋白（surfactant proteins，SP），约占肺表面活性物质组成的 8%~10%。目前共发现四种肺表面活性蛋白，即 SP-A、SP-B、SP-C 及 SP-D。SP 不仅在调节蛋白酶 - 蛋白酶抑制剂平衡、肺表面张力、肺天然免疫方面等方面发挥重要作用，更重要的是促进表面活性物质蛋白磷脂在气液界面的吸附。

一、 为什么我们会选择 SP-D

从蛋白分子结构和生理功能上来看。肺表面活性蛋白的功能无非两大类：一类是疏水性蛋白，包括 SP-B 和 SP-C，主要功能是与磷脂结合为复合物，参与肺泡气液界面的维持，作为维持肺泡表面张力和气体交换的脂溶性蛋白，不参与免疫调节及炎症反应，不具有作为生物标志物的潜力；另一类是大分子亲水的糖蛋白，包括 SP-A 和 SP-D。SP-A 和 SP-D 都参与肺部感染的免疫调节、病原体的结合和炎症反应，在急性加重的 COPD 患者肺泡灌洗液中，SP-A 和 SP-D 的含量均明显降低。但 SP-A 与 SP-D 与病原体的结合能力却有明显的差异。SP-D 对于各种病原体的结合能力较 SP-A 更为广泛，SP-A、SP-D 在加强吞噬细胞对于病原体吞噬作用的同时，SP-D 对于炎症反应发挥着反向调节的作用，减少炎症反应过度表达对于机体的损伤，而且 SP-D 能够有效评价 COPD 患者病情的变化及激素治疗是否有效。而 SP-A 对于 COPD 患者预后判断的能力尚未明确。也就是说，SP-D 比较 SP-A 来说，更具有成为评价肺部感染及 COPD 的生物标志物的潜力。

研究表明，吸烟 COPD 患者血清中检测到 SP-D 水平明显升高，也就是说 COPD 患者血清中 SP-D 水平与吸烟数量和年龄呈明显正相关，而吸烟 COPD 和非吸烟 COPD 患者中，其他生物标志物（如 SP-A、SP-B）却没有体现出类似的差别。这提示 SP-D 在 COPD 或者肺部感染患者中较其他的三种肺表面活性蛋白有更好的敏感性。

二、 SP-D 生理功能

SP-D 是一种胶原凝集素，分子量为 43 ku，单体由四个区域构成，其中包含一个糖识别区（C 型凝集素区）。SP-D 常常以多聚体的形式存在于全身多处器官（大脑、唾液腺、前列腺、心脏等），而且主要由呼吸性细支气管上 clara 细胞和肺泡 II 型上皮细胞分泌。SP-D 通过调节人体自然免疫力和结合病原体降低肺部炎症。在调节免疫力方面，SP-D 不仅加强吞噬细胞具有吞噬功能的受体的表达，促进巨噬细胞氧自由基的产生，同时 SP-D 促进肺泡巨噬细胞中趋化和肌动蛋白浓度上升，刺激单核细胞中 TNF-α 的释放，而且可以与多种效应细胞受体结合促进吞噬细胞对于微生物的吞噬作用。SP-D 通过调节炎症细胞趋化因子，过氧化物酶及促炎因子使细胞免受氧化损伤，从而发挥抗氧化作用。有研究表明，SP-D 通过调节依赖 T 细胞的炎症活动以及参与调节树突细胞和巨噬细胞的功能从而降低肺部炎症。结合病原体方面，SP-D 不仅能够加强病原体在巨噬细胞表面的吸附，促进吞噬作用。SP-D 能够加强对肺部感染中大多数革兰氏阴性菌的杀灭。而且 SP-D 能够通过抑制脂多糖（LPS）与受体的结合从而抑制 LPS 引发的炎症反应，例如调节结核杆菌与巨噬细胞的相互活动，抑制流感病毒 A 引起的血凝集反应等。综上两点，SP-D 对于炎症反应的调节是双向的，一方面提高机体对于病原体的清除能力，另一方面又能抑制过度的免疫反应对于机体的损害，这对于维持肺表面基本物质和肺部的基本结构具有十分重要的意义。

三、SP-D 的入血机制及检测

目前关于 SP-D 通过何种机制进入血液系统尚无统一定论。有学者曾假设是因为炎症反应破坏了血气屏障的完整而致使 SP-D 以漏出的形式进入血液，而 Carlson 等人通过试验研究得出相反的结论，一氧化碳弥散量可以较好地反应血气屏障，而一氧化碳的弥散量却与血液中检测到的 SP-D 浓度呈负相关，提示 SP-D 入血机制有别于依赖毛细血管膜 – 肺泡厚度及总面积的气体弥散机制，具体入血机制存在如下几种可能：

（1）依赖分子的大小及水溶性；

（2）依赖肺上皮及整个内间空隙的大小，也就是说，SP-D 可能通过肺上皮间隙及肺泡以渗出的形式进入血清，内皮的分泌及其他系统黏膜的损伤也可能成为潜在的入血机制，上述的研究成果为 SP-D 在血清中的检测提供了坚实的理论依据。

四、SP-D 与肺外科临床

肺癌是全球男性和发达国家女性因癌症死亡率最高的疾病种类。在中国，肺癌年化发病率男性为 50.93/10 万，女性为 22.40/10 万。外科手术仍是目前治疗肺癌的主要手段，肺癌手术后肺部并发症是影响患者手术后早期恢复的主要原因。根据已有的报道，PPC 的发生率在 2%~40%，手术前肺功能、吸烟史、年龄、其他合并症和全肺切除等被认为是 PPC 发生的高危因素。

患者的肺功能状态是决定患者能否耐受手术及手术后安全的重要因素，目前临床广泛应用评价肺功能的指标是静态肺功能检查，但是，这些指标并不能全面准确地反映患者的情况。

大量的研究致力于发现能够评价 COPD 状态和预测其进展和预后的生物学指标（bio-markers），以期作为目前临床常用的生理学参数的补充，共同用于评价和估测预后。那些直接源于肺组织的蛋白可以更准确地反映肺部的情况，因此其成为研究的热点。SP-D 是由肺泡 II 型上皮细胞分泌的一类糖蛋白，与肺内的天然免疫有关，在肺泡通透性增加的情况下会进入全身血液循环，从而得以在外周血中检测到。

SP-D 与肺部感染之间存在密切联系。炎症反应中的各种介质如 IL-4、IL-6、IL-13 等都可以有效诱导 SP-D 在呼吸道的分泌，研究发现 SP-D 在许多炎症性疾病（例如结节病、哮喘）中表达上调。Honda Y 等报道，与健康对照相比，COPD 患者可以检测到血清中 SP-D 水平明显升高，而与之相反的是肺泡灌洗液（BLA）中的 SP-D 水平降低。吸烟会影响血清 SP-D 水平，在吸烟 COPD 患者血清中检测到的 SP-D 水平明显升高，并且 COPD 患者血清中 SP-D 水平与吸烟指数（数量 × 年龄）呈明显正相关，而在吸烟 COPD 和非吸烟 COPD 患者中，其他生物标志物（如 SP-A、SP-B）却没有体现出类似的差别。SP-D 不仅与 COPD 发病过程明显相关，而且能够有效预测 COPD 患者的病情进展。有研究发现，若血清中 SP-D 水平上升则提示 COPD 患者近 3 个月健康状况不佳，而且血清中 SP-D 水平的上升与 6 个月内 COPD 急性加重发作次数呈明显正相关。SP-D 可以通过与吞噬细胞表面受体结合，对炎症反应具有双向调节作用；同时通过抑制单核细胞、IL-2 和 IL-6 的释放，促进 Th_1 细胞向 Th_2 细胞转化实现对免疫功能的调节作用。大量的研究结果显示，SP-D 不仅可以评价吸烟、年龄、感染、肺功能等各因素与肺部感染和 COPD 的关系，而且能够有效地参与评价肺部感染、COPD 患者预后及生活质量。

因此，SP-D 与手术后肺部并发症的诸多相关因素相关，血清 SP-D 水平可以反映年龄、吸烟指数、呼吸道感染或细菌定植状态，并与肺癌的发生相关，应该可以作为生物标志物评价肺癌患者肺部并发症相关高危因素，预测肺部并发症的发生。

五、肺癌合并高危因素患者血清 SP-D 水平变化与 PPC 的关系

1. 研究的目的和对象

为了研究 SP-D 与肺部并发症的关系，我们调查成都市 6 家三甲医院一定时间段内连续收治的 143 名可手术的肺癌患者，分析肺癌合并高危因素患者血清 SP-D 水平变化及其对 PPC 的预测效率。

调查的对象均为 2014 年 5 月至 2015 年 1 月的连续收治于成都市 6 家三级甲等医院胸外科拟手术治疗的非小细胞肺癌患者 143 例。如果在后续的进程中出现以下情况之一，则排除出实验组。①术中快速冰冻病理检查或术后石蜡病理检查证实不符合原发性非小细胞肺癌诊断。②术中发现需要行全肺切除、联合肺叶切除和需要行肺动脉和支气管袖式成形肺叶切除术。③术中出血量超过 1 000 ml 和 VATS 手术中转开胸，或者术后需要再次手术止血。④实验期间拒绝继续按照实验计划进行细菌学及血清学检测。⑤根据临床症状，实验室检测和影像学资料诊断术前即合并肺部感染的。⑥在标本检测时

发现标本不合格的（标本污染，标本量少不足以完成所有指标检测）。

对评估中出现下列症状之一者作为具有高危因素：

（1）病史或查体有以下一项：① 年龄 ≥ 75 岁；② 吸烟指数 ≥ 400 支 / 年；③ 肺部听诊有干鸣音或湿啰音。

（2）气道高反应性：① 支气管舒张试验阳性。② 在 CEPT 过程中出现干啰音或哮喘，或 PEF 下降 ≥ 15%。③ 既往服用过抗过敏药物或激素。④爬楼梯训练前后 PEF 下降 ≥ 15%。

（3）峰值呼气流量 < 250 L/（min·kg）。

（4）肺功能处于临界状态：① 1.0 L < FEV_1 < 1.2 L，且 40% < FEV_1% < 60%；② $PaCO_2$ ≥ 45 mmHg。

最终 125 例患者进入实验，其中高危（存在至少一个及以上高危因素）患者 67 例，低危患者 58 例。

2. 肺部并发症的界定

（1）肺部感染：① 临床肺部感染评分（Clinical pulmonary infection score，CPIS）> 6 分。② 呼吸科会诊确定为肺部感染，并需要更换抗生素或延长抗生素使用时间。

（2）肺栓塞：根据中华医学会心血管分会肺血管病组发布《中国急性肺栓塞诊断与治疗指南》和 ESC 2014 年急性肺栓塞诊断和管理指南，高度怀疑急性肺栓塞和经胸部双源 CT 或肺动脉造影确诊。

（3）乳糜胸：①手术后非血性引流液 24 小时引流量 ≥ 500 ml，且持续 ≥ 3 天。②禁食治疗 ≥ 5 天。

（4）皮下气肿：①超过手术侧胸壁的皮下积气。②需行皮肤切口引流。③皮下积气 ≥ 15 天。

（5）咯血：①痰中带血大于 3 天，药物治疗效果差。②咯血量一次大于 30 ml。

（6）声音嘶哑：①饮水呛咳。②喉镜提示声带麻痹或环杓关节脱位。

（7）支气管胸膜瘘：经纤维支气管镜证实。

（8）手术后持续肺漏气：①时间 > 15 天。②需要再次置管引流。③持续负压吸引时间大于 3 天。④手术治疗。

（9）手术后胸腔积液（中到大量）和积气（肺压缩 ≥ 30%）：①需要再次置管。②有呼吸困难症状。③引流时间大于 15 天。

（10）肺不张：①影像学检查出现肺不张。②呼吸困难征象。③血氧饱和度下降 90% 以下。

（11）ARDS 或呼吸衰竭：需呼吸机、气管插管或转入 ICU 治疗。

3. 结果

1）肺癌患者的并发症高危因素分布

125 例调查的肺癌患者中，67 例患者有一个或多的高危因素，高危患者在被调查的所有肺癌患者中占53.6%（67/125）。67例患者计用高危因素134项，具体高危因素分布见表6-1，其中仅有一项高危因素的患者占34.33%（23/67），具有两项高危因素的患者占44.78%（30/67），具有三项高危因素的患者占14.92%（10/67），具有三项以上高危因素的患者占5.97%（4/67），见图6-3。分析具有高危因素患者（高危组）和无危险因素患者（低危组）的其他临床资料发现，高位组男性56例（83.58%），女性11例（16.42%）；低危组男性39例（67.24%），女性19例（32.76%），两组患者在性别构成比上的差别有统计学意义（P=0.033）。高危组患者年龄47~76岁，平均64.79±7.02岁，低危组43~73岁，平均60.98±9.32岁，两组在年龄上的差别有统计学意义（P=0.016）。高危组发生PPC的为19例，发病率为28.36%，较低危组（6/58，10.34%）增高，两组之间的差别有统计学意义（P=0.012）。见表6-2。

表6-1　肺癌患者高危因素的分布

高危因素	项数	患者中的率（n=67）	各高危因素的构成比（n=134）
病史或查体			
①年龄≥75岁；	9	13.43%	6.72%
②吸烟指数≥400年支；	54	80.60%	40.30%
③肺部听诊有干鸣音或湿啰音	12	17.91%	8.96%
气道高反应性	20	29.85%	14.92%
PEF＜250 L/（min·kg）	33	49.25%	24.62%
肺功能处于临界状态	6	8.96%	4.48%
Total	134	–	100%

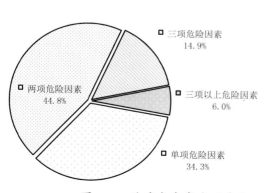

图6-3　肺癌患者高危因素分配图

表6-2 肺癌患者按高危因素分组的临床资料比较

		高危组（n=67）	低危组（n=58）	t /$\chi2$	P
性别	男	56	39	4.511	0.033
	女	11	19		
年龄		64.79 ± 7.02	60.98 ± 9.32	2.567	0.016
病理类型	腺癌	30	30	0.641	0.726
	鳞癌	36	27		
	其他	1	1		
病变部位	左上	7	9	2.175	0.704
	左下	19	21		
	右上	21	14		
	右中	3	2		
	右下	17	12		
中央型		29	30	0.889	0.346
周围型		38	28		
PPC YES		19	6	6.305	0.012
NO		48	52		

2）不同高危因素分布与血清 SP-D 水平的关系

分析高危组和低危组的血清 SP-D 水平差异，结果发现：高危组患者的血清 SP-D 水平较低危组的患者增高（29.62 ± 5.28 vs 27.50 ± 5.48），两组之间的差别有统计学意义（P=0.030），血清 SP-D 水平与是否有高危因素呈正相关，相关系数 0.194。进一步分析不同高危因素血清 SP-D 值的差异，结果发现：①年龄大于或等于 75 岁的患者血清 SP-D 水平较小于 75 岁的患者增高（34.04 ± 3.90 vs 27.20 ± 5.39），两组之间的差别有统计学意义（P=0.001）；血清 SP-D 水平与年龄呈正相关，相关系数 0.227。②吸烟指数 ≥ 400 支 × 年的患者血清 SP-D 水平较 < 400 支 × 年的患者增高（30.47 ± 5.01 vs 25.71 ± 4.91），两组之间的差别有统计学意义（P=0.004）；血清 SP-D 水平与吸烟指数呈正相关，相关系数 0.299。③ PEF < 250 L/min/kg 的患者血清 SP-D 水平较 ≥ 250 L/min/kg 的患者增高（31.31 ± 5.17 vs 27.68 ± 5.26），两组之间的差别有统计学意义（P=0.001）；血清 SP-D 水平与 PEF 呈负相关，相关系数 0.295。④肺功能处于临界状态的患者血清 SP-D 水平较肺功能相对较好的患者增高（35.82 ± 2.79 vs 28.23 ± 5.31），两组之间的差别有统计学意义（P=0.001）；血清 SP-D 水平与是临界肺功能呈负相关，相关系数

0.297。见表 6-3。

表6-3　不同高危因素血清SP-D水平的变化

项目		血清 SP-D（ng/ml）	t	P	r
年龄	≥ 75 岁（n=9）	34.04 ± 3.90	3.474	0.001	0.227
	＜ 75 岁（n=114）	27.20 ± 5.39			
吸烟指数	≥ 400 支 × 年 n=54）	30.47 ± 5.01	2.992	0.004	0.299
	＜ 400 支 × 年 n=71）	25.71 ± 4.91			
肺部听诊啰音	有（n=12）	31.06 ± 4.65	1.632	0.105	—
	无（n=113）	28.38 ± 5.49			
PEF	＜ 250 L/min/kg（n=33）	31.31 ± 5.17	3.425	0.001	− 0.295
	≥ 250 L/min/kg n=92）	27.68 ± 5.26			
气道高反应性	有（n=20）	29.84 ± 5.74	1.081	0.282	—
	无（n=105）	28.41 ± 5.40			
临界肺功能	有（n=6）	35.82 ± 2.79	3.468	0.001	−0.297
	无（n=119）	28.23 ± 5.31			
Total	有高危因素（n=67）	29.62 ± 5.28	2.192	0.030	0.194
	无高危因素（n=58）	27.50 ± 5.48			

3）不同高危因素数量的血清 SP-D 水平的

比较具有不同数量叠加的高危因素患者之间血清 SP-D 水平的差异，结果发现：不同数量的高危因素患者之间血清 SP-D 水平不同，随具有的高危因素越多，其血清 SP-D 水平越高，各组间的差别有统计学意义（P ＜ 0.001）；具有的高危因素数量与血清 SP-D 水平呈正相关，相关系数 0.605。进一步的组间两两比较发现：具有一项（a）、两项（b）和三项高危因素（c）的患者，其血清 SP-D 水平在每两组间的差别有统计学意义，但三项以上高危因素组（d）血清 SP-D 水平与三项高危因素（c）之间的差别没有统计学意义（P=0.741）。见表 6-4。

表6-4　不同高危因素数量的血清SP-D水平的比较

		血清 SP-D（ng/ml）	F	P	r
a[#]一项高危因（n=23）	b	26.03 ± 4.85	3.841	0.002	—
	c		8.697	0.000	
	d		9.535	0.000	

续表

		血清SP-D（ng/ml）	F	P	r
b# 两项高危因素（n=30）	a	29.87 ± 3.85	3.841	0.002	—
	c		4.856	0.003	
	d		5.694	0.015	
c# 三项高危因素（n=10）	a	34.73 ± 4.19	8.697	0.000	—
	b		4.856	0.003	
	d		0.837	0.741	

注：# 不同高危因素数量各组间的两两比较；
　　## 四组不同高危因素数量的血清SP-D值的方差分析。

4）血清 SP-D 水平与手术后肺部并发症（PPC）的相关关系

在调查的 125 例肺癌患者中，手术后发生肺部并发症患者 25 例，PPC 的发生率为 20%（25/125）。手术后发生 PPC 的患者血清 SP-D 水平（33.94 ± 5.23）较非 PPC 患者（27.80 ± 5.02）增高，两组血清 SP-D 水平的差别有统计学意义（P < 0.001），血清 SP-D 水平与 PPC 发生呈正相关，相关系数 0.378。

以患者入院时血清SP-D浓度为预测值，是否合并 PPC 为结果，作 ROC 曲线，显示该组患者针对血清 SP-D 浓度的 AUC 为 0.807，（P < 0.001；95%CI：0.687，0.927），见图 6-4。根据约登系数确定血清 SP-D 浓度对于 PPC 的预测的 cut-off 值为 29.927 5 ng/ml，即血清 SP-D 超过该值（临床约等于 30 ng/ml）可以初步评估为 SP-D 相对于 PPC 的高危因素。见表 6-5、图 6-5。

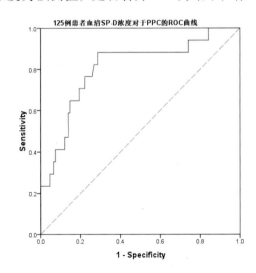

图6-4　血清SP-D浓度对于PPC的ROC曲线

表6-5 患者SP-D浓度对于PPC的ROC曲线的不同截点值的约登系数

Positive if Greater Than or Equal To	Sensitivity	1 - Specificity	约登系数
…	…	…	…
29.802 7	0.882	0.296	0.586
29.925 7	0.882	0.287	0.595（cut-off 值）
30.003 5	0.824	0.287	0.537
30.030 7	0.824	0.278	0.546
30.124 4	0.824	0.269	0.550
30.223 7	0.765	0.259	0.497
…	…	…	…

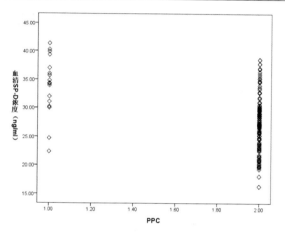

图6-5 血清SP-D浓度对于PPC的散点图

4. 结论和讨论

在可以手术治疗的肺癌患者中，约占半数的患者伴有一个或多个高危因素，年龄、吸烟史等是公认的高危因素；血清 SP-D 水平与高危因素的分布状态和 PPC 发生相关，可以作为术前综合评价肺的功能和预测 PPC 的 bio-marker。

六、非小细胞肺癌患者术前肺康复训练前后血清肺表面活性蛋白 D（SP-D）改变与术后肺部并发症相关性

（一）研究的目的和对象

PPC 是手术后导致患者死亡的主要原因。在围手术期进行心肺康复评估及肺康复治疗能有效预防及改善术后患者心肺并发症、提高患者肺功能、

运动耐力，改善术后生活质量，而 SP-D 可以在一定程度上反映肺功能的变化。因此，我们对连续收治的可手术的肺癌合并高危因素患者，通过手术前高危因素筛查，选择至少有一个危险因素的患者随机分组，研究术前肺康复训练患者围手术期不同时间点血清 SP-D 浓度的变化及其与 PPC 发生的关系。

纳入 2015 年 3~12 月四川大学华西医院胸外科连续收治拟手术治疗的非小细胞肺癌患者 192 例，术前均根据中国肺癌诊疗指南（2015 版）的规定进行常规检查，无手术禁忌证。根据患者病史、静态肺功能和心肺运动试验（cardiopulmonary exercise testing，CPET）评估心肺功能，评估术前存在的并发症高危因素，其中至少有一项高危因素的患者共 80 例随机分成两组（康复组和对照组，用计算机产生随机序列号，将序列号装入不透光的密封信封里）。临床资料收集和分析分两组进行，对医师和统计分析师实施盲法。

1. 肺康复训练方案

（1）抗感染：根据标准应用。

（2）祛痰：术前 3~7 天及术后 3~7 天；沐舒坦 30 mg，ivgtt，q8h 和 / 或吉诺通 300 mg，tid po（必需）。

（3）平喘或消炎：术前 3~7 天、术后 3~7 天；普米克令舒 + 特布他林，4 ml+2 ml/ 次，2 次 /d（必需）。

（4）激励式肺量计吸气训练：（VOLDYNE5000）患者取易于深吸气的体位，一手握住激励式肺量计，用嘴含住咬嘴并确保密闭不漏气，然后进行深慢的吸气，将黄色的浮标吸升至预设的标记点，然后屏气 2~3 秒，移开咬嘴呼气。重复以上步骤，每组进行 6~10 次训练，然后休息。在非睡眠时间，每 2 小时重复一组训练，以不引起患者疲劳为宜。3~7 天（必需）。

（5）功率自行车运动训练：患者自行调控速度，在承受范围内逐步加快步行速度及自行车功率。运动量控制在 Borg 评分 5~7 分，若在运动过程中有明显气促、腿疲倦、血氧饱和度下降（< 88%）或其他合并疾病引起身体不适则休息，待恢复原状后再继续进行训练。每次约 15~20 分钟，每天 2 次，疗程为 7~14 天（可选）。

（6）登楼梯训练：在专业治疗师陪同下进行，在运动过程中调整呼吸节奏，采用缩唇呼吸，用力时呼气，避免闭气，稍感气促时可坚持进行，若有明显呼吸困难，则短暂休息，尽快继续运动。每次 15~30 分钟，每天 2 次，疗程 3~7 天（可选）。

（二）结果

1. 两组患者高危因素及术后并发症种类分布

康复组患者 36 例，共检出高危因素 63 项，其中有 1 项高危因素的患者 15 例，2 项 16 例，3 项 4 例，3 项以上 1 例；对照组患者 44 例，共检出高危因素 74 项，其中有 1 项高危因素的患者 20 例，2 项 19 例，3 项 4 例，3 项以上 1 例。两组患者在术前高危因素的构成比和高危因素负荷上的差别没有统计学意义。康复组发生术后并发症的患者 2 例（共 3 类并发症），对照组发生术后并发症的患者 10 例（共 15 类并发症）。并发症种类分布见表 6-6。

表6-6　两组患者高危因素及术后并发症种类分布

		康复组（n=36）	对照组（n=44）	t /χ^2	P
高危因素	年龄≥ 75 岁和吸烟量≥ 400 年支	28	37	0.518	0.472
	气管定植菌	6	5	0.470	0.493
	气道高反应性	9	11	0.000	1.000
	峰值呼气流量（PEF）< 250 L/（min·kg）	15	18	0.005	0.945
	肺功能处于临界状态	5	3	0.281	0.569
手术后并发症	肺部感染	1	7		
	肺不张	0	2		
	持续肺漏气	1	1		
	胸腔积液或积气	0	3	—	—
	严重的皮下气肿	1	0		
	呼吸衰竭	0	1		
	乳糜胸	0	1		

2. 两组患者在围手术期血清 SP-D 水平变化分析

康复训练前（入院时）血清 SP-D 水平在康复组（30.75 ± 5.57）与对照组（31.16 ± 7.81）无统计学差异（P=0.872）；康复训练后（手术前 1 天）血清 SP-D 水平在康复组（24.22 ± 3.08）显著低于对照组（30.29 ± 5.80）（P=0.000）；而手术后第 1、2 天及出院时血清 SP-D 水平在康复组与对照组均无统计学差异。（见表 7，图 6-6A）

表7 康复/对照两组患者在围手术期血清SP-D水平变化分析

	康复组 （n=36）	对照组 （n=44）	F	P
入院当天	30.75 ± 5.57	31.16 ± 7.81	0.026	0.872
手术前一天	24.22 ± 3.08	30.29 ± 5.80	33.08	0.000
手术后第一天	24.46 ± 8.04	26.40 ± 6.65	1.843	0.178
手术后第三天	24.07 ± 8.66	25.63 ± 6.76	1.070	0.304
出院前一天	22.58 ± 4.63	24.53 ± 6.34	1.240	0.269

3. 80 例高危因素患者围手术期的血清 SP-D 水平与术后肺部并发症相关性

80 例肺癌合并高危因素患者按照术后是否发生 PPC，分成并发症组（n=12）和非 PPC（n=68）组。并发症组患者血清 SP-D 水平在手术前一天的血清 SP-D 水平（31.18 ± 5.43）显著高于无并发症组（26.66 ± 4.97）（P=0.005）见表 6-8，图 6-6B。

表6-8 80例高危因素患者围手术期的血清SP-D水平与术后肺部并发症相关性

	并发症组 （n=12）	非 PPC 组 （n=68）	F	P
入院当天	34.07 ± 4.32	30.30 ± 6.52	3.697	0.058
手术前一天	31.18 ± 5.43	26.66 ± 4.97	8.203	0.005
手术后第一天	26.02 ± 5.65	25.48 ± 7.70	0.053	0.818
手术后第三天	25.54 ± 5.03	25.04 ± 8.19	0.043	0.837
出院前一天	22.55 ± 4.91	23.86 ± 0.68	0.579	0.449

4. 术前未康复组肺癌患者（对照组）血清 SP-D 水平与术后并发症的相关性分析

对照组患者术后发生肺部并发症 10 例（22.73%，10/44），未发生 34 例（34/44）。并发症发生组患者术前（入院当天）血清 SP-D 水平（34.93 ± 4.15）显著高于未发生并发症组（29.81 ± 7.47）（P=0.045）。见表 6-9，图 6-6C。

表6-9 术前未康复组患者（对照组）血清SP-D水平与术后并发症的相关性分析

	未康复并发症组 （n=12）	未康复非 PPC 组 （n=68）	F	P
入院当天	34.93 ± 4.15	29.81 ± 7.47	2.064	0.045
手术前一天	32.59 ± 4.70	29.13 ± 5.28	1.866	0.069
手术后第一天	25.37 ± 4.78	26.92 ± 7.43	0.623	0.537
手术后第三天	25.18 ± 5.28	26.15 ± 7.64	0.374	0.710
出院前一天	22.33 ± 5.39	24.84 ± 6.07	1.178	0.245

5. 术前康复组肺癌患者血清 SP-D 水平与术后并发症的相关性分析

康复组患者术后发生肺部并发症 2 例（5.56%，2/36），未发生 34 例（34/36）。并发症发生组患者术前（入院当天和术前一天）血清 SP-D 水平变化幅度（29.78 ± 2.52 vs.27.84 ± 3.05）显著低于未发生并发症组（30.80 ± 5.48 vs.24.18 ± 3.12）。见表 6–10，图 6-6D。

表6-10　术前康复组肺癌患者血清SP-D水平与术后并发症的相关性分析

	入院当天	手术前一天	手术后一天	手术后三天	出院前
并发症组（n=2）	29.78 ± 2.52	27.84 ± 3.05	29.26 ± 10.9	27.88 ± 4.36	23.62 ± 0.65
非并发症组（n=34）	30.80 ± 5.48	24.18 ± 3.12	24.03 ± 7.80	23.93 ± 8.67	22.86 ± 4.94

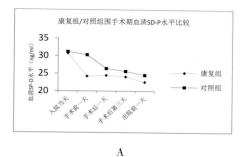

A

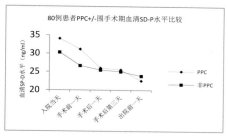

B

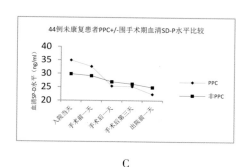

C

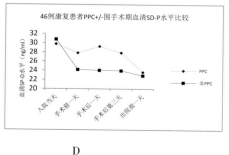

D

图6-6　患者不同指标分组围手术期血清SP-D水平变化的比较

注：图A为80例患者按照康复/对照组分组，比较两组血清SP-D的变化；图B为80例患者按是否发生PPC分组，比较两组间血清SP-D的变化；图C为未行肺康复训练的44例患者按是否发生PPC分组，比较两组间血清SP-D的变化；图D为36例肺康复患者按是否发生PPC分组，比较两组间血清SP-D的变化。

3. 结论和讨论

血清 SP-D 水平可以反映围手术期肺康复训练的效果，并与手术后肺部并发症相关，对其发生有一定预测作用，肺康复训练不仅仅是单一改善肺的呼吸功能，同时伴随还可能有肺组织免疫状态的改善。

第三节　气道定植菌的临床意义及应用

一、概述

气道定植菌是住院患者发生医院获得性肺炎、ARDS 等的重要诱发因素。肺癌患者术后若发生气道分泌物潴留，气道定植菌则可能促进肺部感染的发生。气道定植菌可以分为潜在致病性定植菌和非潜在致病性定植菌，致病性定植菌可造成非免疫抑制宿主发生肺部感染，主要包括金黄色葡萄球菌、肺炎链球菌、流感嗜血杆菌、卡他莫拉菌、铜绿假单胞菌、肺炎克雷伯菌等；非致病性定植菌主要包括草绿色链球菌、奈瑟菌属、棒状杆菌属、念珠菌属。

二、气道定植菌与肺部并发症

肺癌患者术前致病性气道定植菌检出率在 18%~37% 不等，吸烟和 COPD 是发生气道致病性定植菌最重要的影响因素，42% 的吸烟患者和 33% 的 COPD 患者合并致病性气道定植菌。相关研究报道了肺癌患者术前合并致病性气道定植菌的独立危险因素，包括年龄 > 70 岁、吸烟指数 > 400 年支、中央型肺癌、BMI > 25。一项系统评价纳入了 7 项关于肺癌手术患者气道定植菌的研究，发现致病性气道定植菌是术后肺部感染的独立危险因素（OR=2.44，95% CI：1.45~4.11）。因此，有气道定植菌危险因素的肺癌患者术前应进行定植菌定量培养，标本采集方法包括患者自主咳深部痰、导管吸痰、纤支镜吸痰、肺泡灌洗或纤支镜下使用防污染毛刷取样，使用防污染毛刷取样是最准确可靠的取样方法。

三、气道定植菌治疗

在 Boldt 等的前瞻性研究中，两组肺癌患者预防性抗生素分别使用氨苄西林舒巴坦和头孢唑林（一代头孢），氨苄西林舒巴坦组术前分离出的定植菌均对该抗生素敏感，而头孢唑林组中只有68%的定植菌对其敏感，结果发现头孢组患者术后的肺部感染发生率更高。一项大样本序列研究中，报道了使用阿莫西林－克拉维酸（针对气道定植菌）作为预防性抗生素，比使用头孢孟多（二代头孢）有更低的术后肺炎发生率，并且阿莫西林－克拉维酸组患者的术中气道定植菌数量也明显下降。对于合并致病性气道定植菌的肺癌患者，使用哪一类预防性抗生素尚没有最佳方案，应该根据不同地区的细菌耐药情况和具体致病定植菌种类进行合理选择。值得注意的是，导致术后肺部感染的病原菌可能和术前定植菌并不一致，并且合并气道定植菌的患者更容易发生细菌耐药情况，因此术后肺部感染需要根据细菌培养和药敏结果针对性治疗，具体可依据《抗菌药物临床应用指导原则》（2015年版）。

第四节　运动测试的方法及意义

目前，肺癌手术患者呈现高龄化和伴发疾病增多的趋势，尤其是高血压和糖尿病患者的增多使隐匿的心脏疾病增多，导致术后风险增加，而现有术前肺功能检测只能发现肺通气是否存在障碍，不能确定术前是否存在心肺功能障碍。运动试验可用于补充现今肺切除术前评估心肺功能的不足，如开胸手术引起的氧耗量由静息时的110 ml/min增加术后的170 ml/min，增加幅度为50%，与运动验中氧耗增加类似，同时高氧耗量持续时间长，因此，需要足够的心肺功能储备才能满足术后氧耗量的增加，这从理论上证明术前足量心肺功能储备的重要性。

一、简易运动测试

简易运动测试可以粗略估计患者有氧运动能力，具有简单易操作的优点，缺点为有氧运动能力检测方法比较粗略。常用方法有：6分钟步行试验、步行往返试验（shutle walk test，SWT）、爬楼梯试验（stair climbtest，SCT）。

（一）6分钟步行试验

6分钟步行距离与COPD和肺移植患者的健康调查和最大耗氧量（maximal oxygen consumption，VO_{2max}）密切相关，然而步行试验测试结果和肺切除术后并发症风险关系还需研究，一些研究者发现6分钟步行测试和术后并发症无相关性。因而ERS/ESTS指南建议不把6分钟步行试验作为术前评估方法。但6分钟步行试验仍是现阶段临床使用最广泛的运动测试，有文献报道，在客观条件受限时，针对静态肺功能测试结果较差患者，也可行6分钟步行试验，其参考值为300~500 m，若小于300 m，建议进一步行心肺运动试验。

（二）步行往返试验

步行往返试验（SWT）是指患者在10m距离来回步行，步行跟随已录制的固定节律，速度逐渐增加，直到呼吸困难或者不能继续步行为止，记录步行距离、每30秒检测一次血氧饱和度、Borg评分、恢复时间和运动停止原因。如果患者不能完成250米的步行距离，其$VO_{2max} < 10$ ml/（kg·min），则手术风险高危，而步行距离超过450 m，且$VO_{2max} > 15$ ml/（kg·min），则手术风险低危。研究发现SWT会低估VO_{2max}，ERS/ESTS指南建议不能把SWT单独作为评估术后风险的指标，可以作为一个筛选试验。完成250 m以上的患者有90%表现出$VO_{2max} > 15$ ml/（kg·min），因此建议COPD患者不能完成心肺功能运动试验时，SWT可作为筛选试验。此外有研究发现由于SWT有类似于心肺运动试验渐进的运动强度，SWT的试验结果和心肺运动试验结果相关性更好。

（三）爬楼梯试验

一项研究对640例肺切除患者进行症状限制性爬楼梯试验（SCT），爬楼高度低于12 m的患者术后并发症的发生率是能完成高度22米患者的2倍，死亡率高达13倍；能完成高度22 m以上的患者死亡率在1%以下，并且在能完成22 m的患者中，即使PPO FEV$_1$和/或PPO DLCO < 40%，死亡率也为0，而< 12 m的患者死亡率为20%。另一种标准化爬楼梯测试显示，参考指标为爬楼梯的速度而不是高度。用爬楼阶梯数代替高度来标准化运动测试，Brunelli发现这个标准值是老年患者肺切除术后心肺并发症的重要预测指标。ERS/ESTS指南建议把标准化症状限制性SCT作为肺切除术前第一线筛选试验。

（四）心肺运动试验

心肺运动试验（CPET）得出的指标被认为是术前评价肺切除手术风险的金标准，与简易运动测试相比，CPET具有以下优点：

（1）在受控的环境中连续监测各种心源性和呼吸参数；

（2）是一个标准化运动测试，具有良好的可重复性；

（3）可准确地识别氧转运系统中的各种问题，从而在围手术期中及时处理，以提高心肺整体功能状态。

峰值耗氧量（peak oxygen consumption，VO_{2peak}）是可直接获得且最重要的可反映运动能力的参数。CPET 被最早报道可用于全肺切除手术患者的术前评估，VO_{2max} 与肺切除术后死亡率密切相关。

同时发现 VO_{2max} 用于评价不同年龄和身高的患者，利用绝对值可能会过多排除那些适合肺切除手术的患者，建议 VO_{2max} 应用体重进行校正，以最大千克耗氧量评估手术风险更为科学，并发现如果 $VO_{2max} < 15$ ml/（kg·min），肺切除术后并发症发生率达 100%，

而 $VO_{2max} > 20$ ml/（kg·min）时并发症发生率为 10%。Bolliger 等运用大数据分析发现 VO_{2max} 占预计值的百分比也是一个很好的预测术后并发症的参数，患者 VO_{2max} 占预计值的 75% 以上，肺切除术后并发症发生率为 10%，而 VO_{2max} 占预计值的 43% 以下，术后并发症发生率为 90%。2013年 ACCP 指南建议 $VO_{2max} > 20$ ml/（kg·min）或预计值高于 75%，肺切除术后并发症风险低；而 $VO_{2max} < 10$ ml/（kg·min）或预计值低于 35%，则为手术禁忌证。

近期，心肺运动试验测试中的其他指标也应用于评估肺癌肺切除风险，其中通气量与二氧化碳呼出量的比值（VE/VCO_2）被发现和肺切除术后呼吸系统并发症和死亡密切相关。也有研究报道无氧阈（Anaerobic Threshold，AT）也可用于评价肺切除手术风险，相对于峰值耗氧量，无氧阈具有更好的客观性，但缺乏较强的循证医学证据。

有文献报道 VO_{2peak} 与非小细胞肺癌患者全因死亡率之间存在密切相关性，与死亡危险分级成负相关关系。与最低 VO_{2peak} 类别的患者相比，较高的 VO_{2peak} 可使死亡风险降低 21%~24%，具有统计学意义，与年龄、性别和工作状态一致。对于手术未切除的肺癌患者，$VO_{2peak} > 13.9$ml/（kg·min）的患者降低风险的幅度更大。相对于最低的 VO_{2peak} 类别，每下降 1 ml/（kg·min）可使死亡风险降低 24%~61%。每增加 1 ml/（kg·min）则全因死亡率降低 4%。

（五）运动过程中血氧饱和度下降

特指在运动测试过程中，受试者动脉血氧饱和度下降 > 4%。早期研究表明运动过程中氧饱和度下降与肺切除术后早期并发症的相关性并不确切，来自英国的文献报道步行往返试验中出现运动过程中氧饱和度下降与否和围手术期是否发生并发症没有相关性。但也有研究发现运动过程中氧饱和度下降可作为肺切除术前评估有价值的参数，运动过程中氧饱和度下降可用于判

断术后是否出现呼吸衰竭，是否需要进入重症监护室等；有学者用回归分析后发现运动过程中发生氧饱和度下降现象与肺切除术后并发症显著相关。并且 SWT 和 6 分钟步行试验比 CPET 能更有效地鉴别出哪些患者会出现运动过程中氧饱和度下降，ERS/ESTS 指南建议出现运动过程中血氧饱和度下降（exercise oxygen de-saturation，EOD）的患者需进一步完成 CPET，以更好地评估心肺功能。

越来越多的证据支持运动能力是肺切除患者危险分层具有最有用的指标，同时随着检查水平的提高和临床技术的发展，临床决策还应考虑除死亡和严重并发症以外的其他指标，如手术的体验和生活质量等。另外，运动测试在肺癌其他治疗方法如放化疗、免疫治疗和靶向治疗等全身治疗的耐受性是否也有同样重要的意义，值得深入研究。

第五节　Clavien-Dindo并发症分级系统的临床应用

术后并发症的发生和严重程度会延长患者术后住院日，增加治疗费用和医疗压力，对于癌症患者而言，术后并发症还影响术后辅助治疗的时机。然而，以往缺乏评价术后并发症的统一标准，在不同医疗结构之间对术后并发症的定义和评价标准有较大差异，这降低了不同医学中心相互之间数据、结论的可比性，以及分析结果的一致性和可推广性。一套标准的、客观的并发症评价标准来评价术后并发症，有助于更加准确的并发症进行合理的干预，同时便于不同医疗机构之间的比较，最终改善手术的效果。

一、定义

1992 年，Clavien 等人根据术后并发症是否需要医疗干预建立了一套术后并发症的等级评价系统，对腹腔镜胆囊切除和肝移植患者术后并发症进行评价，该系统首次制定了不同医疗机构之间、不同手术时期术后并发症的统一评价标准，增加了资料的可比性。Clavien 将术后并发症分为 4 个等级，Ⅰ级并发症是术后理想程度的改变，无生命危险，无永久性功能障碍。这一级别的并发症只需要床旁处置，包括使用止痛、退热、止吐、止泻，及抗下尿路感染的药物，不会显著延长住院时间。Ⅱ级并发症可能危及生命，但不导致残废。在Ⅱ级并发症中，需要干预或者住院时间超过正常同类手术中位时间的两倍，进一步细分，Ⅱa 级，仅需要药物治疗；Ⅱb 级，需要额外干预（手术、内镜、影像介入）。Ⅲ级并发症指器官功能障碍，包括器官切除或持续存在生命危险的情况。而Ⅳ级并发症是由于并发症导致的死亡。该分级系统针对并发症的治疗方法来评价术后并发症的严重程度，同时提高了报告结果的一致性，便于对同一机构不同时间段，或不同机构所报告的数据进行分析比较。

但随着外科技术的迅速发展，医院管理和医疗水平的评价体系发生的深刻变革，该体系也亟须完善。该并发症评价体系在 2004 年经 Dindo 等人改进完善后，分级更加具体，有了具有更普遍的适用性，并最终被命名为 Clavien-Dindo 并发症分级评价系统。

Clavien-Dindo 分级系统基于术后并发症的严重程度和是否需要针对并发症进行相应的治疗，它将术后并发症分为 7 个等级（Ⅰ、Ⅱ、Ⅲa、Ⅲb、Ⅳa、Ⅳb 和 Ⅴ），根据研究对象的数量或侧重点的不同，也可将并发症归为 5 个等级（Ⅰ、Ⅱ、Ⅲ、Ⅳ和Ⅴ），见表 6-11、表 6-12：

表6-11 外科Clavien-Dindo分级系统

Grade	Definition
Grade Ⅰ	Any deviation from the normal postoperative course without the need for pharmacological treatment or surgical, endoscopic and radiological interventions. Allowed therapeutic regimens are: drugs as antiemetics, antipyretics, analgetics, diuretics and electrolytes and physiotherapy. This grade also includes wound infections opened at the bedside.
Grade Ⅱ	Requiring pharmacological treatment with drugs other than such allowed for grade I complications. Blood transfusions and total parenteral nutrition are also included.
Grade Ⅲ Grade Ⅲa Grade Ⅲb	Requiring surgical, endoscopic or radiological intervention Intervention not under general anesthesia Intervention under general anesthesia
Grade Ⅳ	Life-threatening complication (including CNS complications)‡ requiring IC/ICU management
Grade Ⅳa	single organ dysfunction (including dialysis)
Grade Ⅳb	multi organ dysfunction
Grade Ⅴ	Death of a patient

Suffix 'd': If the patient suffers from a complication at the time of discharge, the suffix "d" (for 'disability') is added to the respective grade of complication. This label indicates the need for a follow-up to fully evaluate the complication. IC: intensive care; ICU: intensive care unit; CNS: central nervous system; ‡: Brain hemorrhage, ischemic stroke, subarrachnoidal bleeding, but excluding transient ischemic attacks

为了便于理解与使用，我们对该英文版表格进行了逐条翻译：

表6-12　Clavien-Dindo手术并发症分级系统

分级	定义
Ⅰ级	术后出现的无需药物、手术、内镜或放射治疗的异常改变，但包括需要止吐药、解热药、止痛药、电解质和物理治疗的并发症，还包括需要在床旁开放引流的伤口感染
Ⅱ级	需要除Ⅰ级所用药物以外的药物治疗，还包括输血和全胃肠外营养
Ⅲ级	需要行手术、内镜、介入治疗等干预措施
Ⅲa级	干预措施不需要在全麻下进行
Ⅲb级	干预措施需要在全麻下进行
Ⅳ级	危及生命的并发症，包括中枢神经系统并发症、需要重症监护或至重症监护病房处理的并发症
Ⅳa级	单个器官功能障碍（包括透析）
Ⅳb级	多器官功能障碍
Ⅴ级	死亡

注：后缀"d"，指失能（disability），如果出院时存在某并发症，在分级后增加d后缀（可标注于任何一个分级之后，比如"Ⅱ级d"），指后续随访时需对该并发症全面评估。‡：脑出血、缺血性中风、蛛网膜下腔出血，但不包括短暂性脑缺血发作。

这个新的并发症分级系统在6 336例患者中得到了验证，结果显示并发症严重度与住院时间有明确的相关性。此外，该分级系统还接受了全球10家医学中心144名不同年资级别的外科医生的评估。评估准确率（＞87%）和一致性（91%）都得到了高度确认。

近年来，随着外科手术技术的进步和医疗器械的改善，简单的全或无式的并发症评价方式太多粗狂，不能满足临床医生诊疗的需求，更不符应精准医疗的理念，不同医疗机构之间在进行相互比较时也不够精确。外科医生迫切需求一种可以精确评价并发症的评价系统，因此，Clavien-Dindo分级系统开始逐渐被外科医生逐渐接受并逐步推广。Clavien-Dindo分级系统最初被应用于普外科和泌尿外科领域。特别是在泌尿外科领域，被欧洲泌尿外科学会推荐用来评价泌尿外科围手术期并发症。

二、Clavien-Dindo分级系统对肺叶切除患者进行评估

胸外科医生也开始使用Clavien-Dindo分级系统来分析肺切除术患者

术后并发症的发生情况。为了探索 Clavien-Dindo 分级系统是否同样适用于肺外科患者，我们对 966 例接受肺叶切除术 + 系统淋巴结清扫术的非小细胞肺癌患者并发症进行分析总结，结果发现并发症总次数为 380 次，使用 Clavien-Dindo 分级系统将此 380 次并发症进行分级（表 6-13），Ⅰ级、Ⅱ级、Ⅲ级、Ⅳ级及以上并发症分别占 6.8%、75.3%、15.0% 和 2.9%。

在我们的研究中，在肺术后并发症的 Clavien-Dindo 分级中，Ⅱ级并发症所占比例最高，达到 3/4。其中发生率较高的并发症包括：肺部感染、皮下气肿、胸腔积气、需要吸痰的肺不张、持续性肺漏气、心率失常、肺水肿、切口感染等。

表6-13　Clavien-Dindo分级系统对966例肺癌患者术后并发症分级

分级		发生次数	百分比 /%
Ⅰ级	气胸（＜3天）	8	2.11
	持续性肺漏气（＜7天）	12	3.16
	其他	6	1.58
Ⅱ级	持续性肺漏气（≥7天）	28	7.37
	皮下气肿	46	12.11
	切口感染	18	4.74
	心律失常	22	5.79
	肺水肿	21	5.53
	血压升高	27	7.11
	需要吸痰的肺不张	32	8.42
	肺炎	74	19.47
	下肢血栓	7	1.84
	尿路感染	3	0.79
	谵妄	1	0.26
	其他	7	1.84
Ⅲ级	需要干预的胸腔积液	26	6.84
	需要纤支镜吸痰的肺不张	18	4.74
	皮下气肿	6	1.58
	乳糜胸	2	0.53
	术后出现血需再次手术止血	3	0.79
	支气管胸膜瘘	2	0.53

续表

	分级	发生次数	百分比 /%
	呼吸衰竭	2	0.53
Ⅲ 三级以上	重回 ICU	6	1.58
	其他类似于导致器官功能衰竭的肺炎或死亡	3	0.79

使用 Clavien-Dindo 分级系统来评价肺癌患者肺叶切除术的术后并发症，有助于进行科学的研究并为临床决策提供参考。在临床工作中，并发症的严重程度对单个的患者是否发生并发症更加重要，因此，该系统的优势在于可以使术后并发症在一定程度时进行量化，不再简单地将并发症判断为有或无，而是在诊断为并发症的基础上根据严重程度进行细分。例如，基于是否需要医疗干预，持续性肺漏气被精确地分为 Clavien-Dindo Ⅰ 或 Ⅱ 级，Clavien-Dindo Ⅱ 级的持续性肺漏气需要负压吸引，而 Ⅰ 级的持续性肺漏气则不需要负压吸引。对于术后肺不张，在该分级系统中，根据是否需要纤支镜吸痰将肺不张分为 Clavien-Dindo Ⅱ 级和 Ⅲ 级（Clavien-Dindo Ⅱ 级的肺不张需要吸痰，而 Clavien-Dindo Ⅲ 级的肺不张需要行纤支镜吸痰）。对于肺术后胸腔积液，Clavien-Dindo Ⅰ 级的胸腔积液不需要处理，Clavien-Dindo Ⅱ 级的胸腔积液需要穿刺抽液或置管引流。使用 Clavien-Dindo 分级系统根据严重程度对并发症进行分级后，可使各中心对并发症的评价更加标准化，使其更具有可比性。

对手术患者进行客观、有效的手术风险评估对临床医生和患者都有极大的获益。然而，由于并发症的复杂性和多样性使临床上评估工作的实施面临诸多困难。一个标准的、具有可操作性的、综合的术后并发症评价系统有助于临床医生制定相应诊疗策略，并降低不同医疗机构之间的差异引起的偏倚，最终指导改善患者的预后。

在精准医学的概念中，需要根据每位患者的个体差异来调整疾病的预防和治疗方法，从根本上不同于原有的"一刀切"的治疗方法。准确评价患者病情是精准预防和治疗的前提，对于外科手术患者，围手术期对每个患者的并发症发生情况进行准确的评估有助于对并发症进行及时有效的治疗。另一方面，可以避免过度医疗，同时也有助于避免医疗资源的浪费。

由于各个国家、地区的医疗体制、医疗资源供给配置、当地经济发展水平、文化和社会风俗习惯等因素存在显著差异，这一现实决定了实际上并不存在一种完美的术后并发症评价标准。但是 Clavien-Dindo 分级系统给我们提供了一个非常实用的工具。

Clavien-Dindo 分级系统是一个客观的、简单、可重复的并发症评价系统。它之所以有用是因为它指示术后并发症的严重程度。Clavien-Dindo 分级系统使我们能够：

（1）评估手术的安全性。

（2）比较基于标准化并发症分类的不同方法。

（3）分析手术技术的学习曲线。

（4）作为质量控制的依据，从而提高管理和预防术后并发症的能力。但是完全根据 Clavien-Dindo 分级系统对术后并发症进行评价也存在一定的局限性，如何将 Clavien-Dindo 分级系统更好的应用于胸外科领域仍是需要探索的一项重要课题。

第六节　呼吸训练器在胸部手术患者的应用现状

随着临床对手术患者围手术期管理的重视及加速康复外科概念的普及，胸外科的医护人员更加强调胸外科患者围手术期气道管理。《中国多学科围手术期气道管理专家共识》（2018 版）指出：手术患者围手术期气道管理中应包括呼气 / 吸气训练器或呼吸康复训练器。目前，虽然呼吸训练器在胸外科病房得到广泛应用，然而尚无研究对呼吸训练器在胸外科患者的使用情况进行总结。本文旨在综述目前胸外科常用呼吸训练器的特点和临床应用情况，以期对呼吸训练器在胸外科患者中的推广使用有所帮助。

国内外已有相当多的研究探索了呼吸训练器在胸部手术患者的应用，证实了呼吸训练器能够降低手术患者术后并发症、缩短住院日。然而，呼吸训练器种类繁多，不同的呼吸训练器有不同的作用机制、使用指证和应用方法，对不同的患者也可能产生相应不同的临床效果。例如部分呼吸训练器侧重于锻炼患者的呼吸肌，促进患者术后肺复张，而有些呼吸训练器侧重于协助患者有效排痰。不管机制和原理为何，患者围手术期使用呼吸训练器大都是为了降低术后并发症、缩短住院日，以达到术后快速康复的目的，这也符合加速康复外科的宗旨。目前尚无研究综合分析临床常用的呼吸训练器的特性和其使用的效果。因此，在本节中，我们重点分析胸外科手术患者临床应用的呼吸训练器的类型、特性和临床研究的现状，以探究其对接受胸部手术的患者的围手术期结局的影响。

一、呼气训练器

振动正压呼气训练器

一种可进行正压呼气训练的装置，其类型包括 RC-Cornet、Aerobika、Flutter 和 Acapella，临床常用的为后两种。振动正压呼气训练器的作用机制为在呼气过程中通过呼吸道气流产生的振动使黏滞在气道的分泌物松动，同时在呼气过程中在气道产生的气道正压扩张气道，在呼吸道黏膜纤毛的摆动的过程中将松动的分泌物自下而上从小气道推入上部的气道，再通过咳嗽或呵气将分泌物排出。振动正压呼气训练器已经在支气管扩张症、慢性阻塞性肺疾病、肺囊肿等痰液增多的内科性疾病得到广泛的应用，并证明了振动正压呼气训练器在帮助排痰方面的临床效果。

近年来正压呼气训练器在肺手术患者围手术期的应用效果也已经有了初步的探索，但其类型仅限于 Acapella。Y.J.Cho 等人的随机对照实验中，作者研究对比了肺手术患者术后早期接受常规治疗同时使用 Acapella 与接受常规治疗同时使用激励式肺量计（incentive spirometry，IS）的临床效果，结果表明肺手术患者术后使用 Acapella 较 IS 能够更有效地促进患者术后排出呼吸道分泌物，且 Acapella 舒适度更高，在使用 Acapella 的 39 例患者中，有 37 例明确显示倾向于使用 Acapella。然而，在该项研究结果中，未显示两组患者在术后肺功能和术后并发症发生率的差异。另一项在我国进行的研究中，黄群等对比了 20 例结果术后结果 Acapella 治疗的胸外科手术患者与 70 例常规治疗患者的围手术期结果，其研究结果显示胸外科患者术后短期应用 Acapella 能显著提高患者排痰效果，在手术后第 4 天，使用 Acapella 患者组的痰液颜色已转为白色，痰液黏稠度变为较稀且易咳出，同时也缩短了患者带管时间和住院时间，在手术后一周明显改善患者术后的血液分析结果，Acapella 组患者的呼吸频率、动脉血二氧化碳分压均显著下降、血氧饱和度和 pH 值上升均较空白对照组明显。虽然振动正压呼气训练其在胸外科手术患者应用仅有两项研究，但有限的研究结果显示了其在胸外科患者应用巨大的潜力，未来仍需进一步的临床研究来验证其在胸外科手术患者的应用价值。

二、吸气训练器

（一）激励式肺计量器

IS 是临床最常用的吸气训练器类型，也是国内外指南推荐的可用于围手术期的吸气训练器类型。IS 通过鼓励患者达到预先设定的目标值来锻炼患者的呼吸机，其设定的目标值主要通过由身高和年龄计算。IS 包括流速型和容量型两种，两种类型的 IS 都是由咬嘴、体件和连接两者的螺纹管构成。流速型 IS 最常见的为三球型，其体件为三个上端相通的流量管，每个管内有一个塑料小球，患者使用流速型 IS 时，通过咬嘴吸气在流量管内产生负压，塑料小球因此上升。随着吸气力量的增加，在流量管内产生不同的负压，随着负压的增大小球上升的高度和数量随之增加。容量型 IS 的体件为一个内含活塞的流量管，管壁外有刻度，患者通过咬嘴吸气时活塞上升，通常要求在活塞上升到达目标值时不能立即松开咬嘴，要保持此负压 3~5 秒钟以达到较好的训练效果。

IS 有助于松解呼吸道分泌物和促进肺泡扩张两个方面的作用，期望通过这两方面的作用达到促进肺复张的目的。已有研究证实 IS 在提升肺功能、降低术后肺部并发症等方面有显著的作用。发表在 1997 年的一项研究分析了 32 例合并 COPD 行肺切除的肺癌患者，结果发现术前经过呼吸机训练和 IS 训练后肺功能得到明显好转，术后继续进行 IS 训练仍能显著提升患者术后肺功能。

然而，在随后的更多的研究中，与常规物理治疗相比，并未显示 IS 在降低术后并发症方面的优势。2001 年的一项系统评价分析了 46 篇有关手术患者使用 IS 预防 PPCs 的临床研究，在剔除了 35 篇有方法学缺陷的研究后，在剩余的 11 项有关心脏手术和普通外科手术患者的研究中，有 10 项研究结果未得出 IS 降低 PPCs 的结论，仅有一项研究认为 IS 结合深呼吸、间断正压呼吸训练有助于降低腹部手术患者 PPCs 的发生率。2009 年，Paula Agostini 等系统检索文献共检索到 4 篇有关 IS 在胸外科手术患者应用的文献，在这四项研究中，除了 Weiner P 等的研究得出支持使用 IS 的结论外，其他纳入分析的 3 项研究都没有得出支持使用 IS 的结论。Vilaplana J 等的一项研究对比食管或肺肿物患者有无常规使用 IS 的差异，18 例患者接受了 IS 训练，19 例患者未接受 IS 训练，结果发现两组患者术后并发症发生率无显著差异，按疾病类型作亚组分析也未发现 IS 给使用者带来获益。发表于 2000 年的一项随机对照试验纳入 67 例行肺切除或食管切除的患者，结果发现在常规物理治疗的基础上加用 IS 既没有降低 PPCs 也没有降低住院日。此研究中研究对象同时包括肺手术患者和食管手术患者，也未针对不同的纳入对象行亚组分析，因此其结果可能存在一定的偏倚。在发表于 2006 年的一项横断面研究中，作者分析了 639 例行肺叶切除的患者，物理治疗组与 IS 组术后肺不张的发生率分别为（2% vs 8%），两组住院时间为（5.73 vs 8.33 天），物理治疗组都显著低于 IS 组。2013 年，在 Agostini P 等实施的一项随机对照实验中，作者探索了 IS 作为干预措施在行开胸肺切除中的价值，两组患者术后接受了相同的呼吸训练、气道廓清和早期下床活动等，干预组患者在此基础上进行 IS 训练而对照组进行扩胸呼吸训练，作者发现两组之间在术后第四天的第一秒用力呼气容积（forced expiratory volume in 1 s，FEV_1）和 PPCs 发生率包括其他次要观察指标皆无差异。在有合并术后发生 PPCs 高危因素的亚组分析中，上述指标同样未观察到组间差异。最近发表于 2018 年的一项随机对照试验中，作者共纳入了 387 例行肺切除的患者，比较了接受 IS 训练和常规物理治疗的患者与仅接受术后常规物理治疗的两组患者的围手术期结果，发现两组患者术后 30 天内 PPCs 发生率（12.3% vs 13.0%）无显著差异（$P=0.88$）。

2018 年加速康复外科协会和欧洲胸科医师协会联合发布的肺术后加速康复指南中提到：尽管 IS 常常最为术后标准物理治疗的一个附加部分被应

用，但近年的研究结果大都未显示使用 IS 在加速患者肺功能恢复与降低术后 PPCs 发生率方面的效果。

一直以来，更多的研究把呼吸训练器作为围手术期干预的综合措施来进行研究。Lai 等研究了包括 IS 在内的术前综合肺康复训练对合并术后并发症高危因素肺癌患者肺叶切除的临床价值，其术前综合肺康复训练措施包括 IS、腹式呼吸训练、有氧耐力训练等，结果发现术前综合肺康复训练能显著提升患者的术后 6 分钟步行距离、降低 PPCs 的发生率、缩短住院日。在 Huang 等实施的一项三臂实验中，作者同样将 IS 作为一项主要的干预措施，结果发现术前综合高强度康复训练结合包含 IS 在内的吸气机锻炼（inspiratory muscle training，IMT）较空白对照组显著地提升了 6 分钟步行距离、呼气峰流速、降低术后 PPCs 发生率和住院日，而在单独的 IMT 组和空白对照组之间，上述围手术期结果则未观察到统计学差异。

由此，虽然 IS 在包括胸外科在内的外科科室被广泛应用，但其单独使用在提高肺功能、降低术后并发症等方面的临床效果尚无肯定的结论。通过对既往研究资料的分析我们认为存在争议的主要原因可能在于研究对象的选择不一致，且既往的研究多集中在普通外科，在胸外科领域的研究仍相对较少，因此 IS 的围手术期临床应用效果仍需大规模的随机对照试验或队列研究来探索 IS 的使用范围和适用人群。

（二）Powerbreathe

Powerbreathe 是一种手持的简易呼吸训练器，既可以用来进行肺功能测定，也可以作为 IMT 装置用来锻炼吸气肌，Powerbreathe 可测定吸气肌力指数，根据测定结果调整吸气阻力调整训练的强度，已经应用于 COPD 和老年患者，以改善患者的呼吸功能。有关 Powerbreathee 应用于肺手术患者的临床研究只有一项，在 Brocki BC 等实施的随机对照实验中，作者探索了合并 PPCs 高危因素的肺癌患者在手术后通过 Powerbreathe 行吸气肌锻炼的效果，经过术后两周的吸气肌锻炼，发现接受 Powerbreathe 治疗的患者的血氧饱和度在术后第 3 天和第 4 天高于空白对照组，术后接受 Powerbreathe 治疗 2 周的患者的静坐活动减少，但两组患者术后肺炎发生率和生活质量评分无差异。此种吸气训练器提升了患者术后的血氧饱和度，提示其改善患者术后吸气肌力量的可能性，但未显示除降低术后并发症的发生率的效果，但由于证据有限，其结论的可信程度和 Powerbreathe 的临床效果尚有待验证。

三、呼吸训练器

呼吸训练器兼具呼气与吸气训练的功能，为流速型 IS，其作用机制与传统 IS 相同，用力吸气或呼气时在流量管内产生负压，随着产生的负压增大，流量管内的塑料小球逐渐上升，当流量管内产生气流达到最大时，三个塑料小球均上升达到流量管顶端。此种类型的呼吸训练器临床应用较少，其适用性尚有待探索。

四、小结与展望

尽管呼吸训练器在胸外科病人的使用已有超过 20 年的历史，但截至目前，仅有少量的研究探索了呼吸训练器在胸外科手术患者的临床价值，在有限的临床研究中，仅有少量的研究结果显示了呼吸训练器对降低患者术后并发症、提升肺功能等方面的价值，即便这是设计呼吸训练器的最初目的，多数的研究结果未显示呼吸训练器对降低患者术后并发症及提升患者肺功能的功能，系统评价的结果也支持上述结论。造成此结果的原因是多方面的：

（1）近年来，随着微创外科和加速康复外科的发展，胸外科手术患者术后并发症发生率有了显著的降低，在以术后并发症发生率为研究终点的临床研究过程中，需要更多的样本含量才能获得预期的结果，而目前在此领域的研究样本含量都相对较小。

（2）在加速康复外科的理论和实践中，强调降低手术应激和降低手术对患者的创伤，同时为了达到快速康复的目的强调早期干预的重要性，术前宣教、合理药物的运用、各种物理治疗、早期下床活动等干预措施已深入到临床活动的方方面面，呼吸训练器更多是作为综合肺康复训练的一项措施，在综合的干预措施中单独强调任何一方面的价值就显得不太合适。

（3）在既往的研究中，大都研究了呼吸训练器对患者围手术期结局的影响，少有研究追踪其对患者术后功能状态的长期影响，例如对患者术后 3 个月、半年或者更长时期肺功能或生活质量的影响。

（4）在临床研究中，研究重点往往受多种方面的影响，稍有不慎就可能改变所观察的结果，导致结论不可靠，尤其纳入人群要进行严格的筛选，我们的经验是针对特定的人群尤其是有术后并发症危险因素的患者需要更加侧重，专注于此类患者的研究可能更有意义。

（5）在越来越重视患者功能恢复和回归家庭、回归社会的今天，患者术后的恢复不仅仅局限于并发症及肺功能等方面，对患者生活质量、心理状况等的影响的研究也应该成为我们的研究课题。

我们期待在未来有更多的临床研究来探索、验证呼吸训练器对胸外科手术患者术后长期的综合的影响。

第七章

单位经验分享

第一节 加速康复外科多环节全程管理体系的建立与实践

ERAS 是围手术期多模式的优化方案，通过术前、术中和术后的一系列有循证医学证据的优化措施达到减少术后并发症，减轻疼痛，缩短住院时间的目的。ERAS 具有充足的理论依据，有循证医学证据的支持，能有效减轻患者痛苦，有显著的卫生经济学价值，现已扩展到外科的各类手术中，其理念已得到我国胸外科同行的认同与实施，在胸外科领域得到了迅速推广和普及。

一、快速康复外科的发展历史及现状

ERAS 最早由丹麦外科医生 Kehlet 和 Wilmore 在 1990 提出，是指在围手术期综合运用一系列有循证医学证据的优化措施，减少手术对患者生理、心理创伤，以达到减轻患者手术创伤应激反应，促进胃肠道功能恢复，减少术后并发症的目的。ERAS 主要措施包括快速通道麻醉、微创技术、最佳镇痛技术及强有力的术后护理等一系列有循证医学证据的围手术期优化处理措施。2001 年欧洲率先成立了 ERAS 合作组，随后欧美等国家开始开展关于 ERAS 的大量临床研究。最开始时 ERAS 应用于心脏外科冠脉搭桥手术中，随着 ERAS 理论的成熟，ERAS 理念被逐步推广应用于骨科、泌尿外科、妇科及普通外科，并通过大量研究证明了 ERAS 的安全性和有效性。

随着国际上 ERAS 概念的提出，国内学者也很快跟进，使 ERAS 理念在普外科领域率先得到实施。2006 年四川大学华西医院胃肠外科（Tong Zhou）将 ERAS 的理念应用于结直肠手术患者的围手术期，并开展临床研究，提出早期撤除胃肠减压和早期进食可以加快患者术后康复，是国内最早实施

ERAS 理念的医院。南京总医院黎介寿教授为快速康复外科理念在我国的临床推广做了大量努力，外科医生们对于 ERAS 理解进一步加深，除普外科领域之外，包括胸外科、泌尿外科等各学科的快速康复治疗也逐步地开展起来。2016 年，中国加速康复外科专家组推出《中国加速康复外科围手术期管理专家共识》（2016 年版），胸外科领域也推出《多学科围手术期气道管理专家共识》（2016 年版）。

近几年来，ERAS 理念也逐渐引起我国胸外科医生的重视和推广。华西医院胸外科的刘伦旭、车国卫教授团队在 ERAS 临床研究方面已发表了多篇相关文章，并开展了 ERAS 多中心的前瞻性随机对照研究。浙江大学医学院附属第一医院（浙大一院）胸外科的胡坚教授团队已连续两年将 ERAS 作为国际胸部肿瘤西子论坛的大会主题，并在国内率先成立胸外科的快速康复中心，在科室内建立了胸外科 ERAS 多环节全程管理体系，已使临床工作获益。广州医学院第一附属医院胸外科何建行教授团队在国际上率先提出并实施了"非气管插管麻醉胸部手术"的全新的胸外科 ERAS 理念。在前期工作基础上，在全国胸外科同道的共同努力下，我国胸外科 ERAS 相关理念得到了迅速推广和普及。

二、浙大一院胸外科的加速康复外科多环节全程管理体系

浙江大学医学院附属第一医院（以下称浙大一院）胸外科在胡坚教授领导下，在综合国内外 ERAS 临床研究经验基础上，建立了颇具特色的胸外科 ERAS 多环节全程管理体系。

（一）胸外科加速康复外科实践的六大环节

胸外科 ERAS 实践以气道管理为核心，包括气道管理、管道管理、无痛病房、营养管理、血栓管理和运动康复六大环节，各环节由专人负责，各环节间密切配合，从纵向和横向两个方面共同推动 ERAS 的实践，在科室内有效建立和实践 ERAS 多环节全程管理体系。

气道管理以肺功能筛查为基础，建立浙大一院胸外科围手术期肺功能筛查流程（图 7-1），在围手术期采取积极干预的围手术期气道管理措施，包括术前予以肺功能筛查、戒烟、雾化祛痰、呼吸训练等措施；术中予以吸痰，尽量采用微创手术方式，缩短手术时间，避免对肺的过度挤压和钳夹，控制输液量和速度；术后则采用多模式镇痛、加强雾化祛痰、尽早拔管、尽早下床活动、控制液体入量、指导正确咳痰、咳痰机震动排痰、适时肺功能监测等措施。

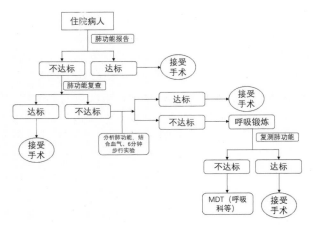

图7-1 浙大一院胸外科围手术期肺功能筛查流程

根据患者肺功能指标，浙大一院胸外科将胸外科围手术期病人分为四型：Ⅰ型：肺功能实际正常，肺功能检查达标；Ⅱ型：肺功能实际正常，肺功能检查不达标；Ⅲ型：肺功能实际异常，肺功能检查不达标，经训练后达标；Ⅳ型：肺功能实际异常，肺功能检查不达标，经训练仍不达标。Ⅰ、Ⅱ型：可以安全手术；Ⅲ型：具有潜在手术风险；Ⅳ型：高危病人，不能耐受手术。肺功能筛查的目的在于有效鉴别出上述四型病人。对于Ⅲ型患者，我们采取特殊的围手术期管理措施，术前予以呼吸治疗、呼吸锻炼及运动能力锻炼，术中尽可能减少手术创伤和手术范围，避免勉强对肺进行过多的手术切除，术后则加强深呼吸锻炼，加强翻身拍背，用咳痰机或呼吸机辅助排痰，严格控制液体的入量和速度，对容易发生呼吸衰竭的患者及早给予无创正压通气。Ⅳ型病人因不能耐受手术，提交院内 MDT 讨论，采取非手术治疗措施。自 2015 年 1 月，浙大一院胸外科在实施肺功能筛查流程后，因肺功能差纳入手术禁忌的比例显著降低，手术适应证扩大，同期气道并发症发生率显著降低。

管道管理方面，采用优化胸腔引流管策略，探索在部分患者中不放置胸管、放置细管、放置软管、提早拔管等的不同表现。在食管癌患者中，探索留置逆行胃管的方法（已申请逆行胃管专利），并常规留置经鼻营养管或经皮造瘘营养管。在部分手术时间短，无前列腺相关疾病的患者中不留置导尿管。

开展无痛病房，每一位入院患者均进行疼痛宣教，根据疼痛评估结果制定个体化镇痛方案。采用微创手术（胸腔镜、机器人辅助手术）减少疼痛，手术结束前行肋间神经阻滞、切口中长效局麻，术后围手术期疼痛监管，静脉麻醉泵持续辅助镇痛。采用多模式镇痛方案，使患者安全、舒适地度过围手术期和功能康复期。

营养管理方面，先对患者进行营养评估，将患者分为营养正常人群、营养不良人群和禁食人群，不同人群采用不同的营养支持方案。进食困难患者的营养通道建立至关重要，包括术前 PEG/PRG 置管，术中空肠造口置管等。如对于进食困难食管癌患者的营养管理，在开始治疗前制定营养支持方案，新辅助化疗期间采用管饲肠内营养，术前 1 周肠内营养支持，术后 1 周肠内＋肠外营养辅助营养支持，术后数月自主进食＋肠内营养支持。

血栓管理方面，每一位入院患者在入院时即进行深静脉血栓（VTE）风险评估，填写 VTE 风险评估表，根据评估结果给予相应的 VTE 预防措施，包括早期活动、预防性抗凝治疗、使用抗血栓压力带等。降低术后肺栓塞和脑栓塞的发生率。

运动康复直接关系到患者术后康复，包括一般性锻炼、呼吸功能锻炼和肢体活动锻炼。运动康复与其他五个环节互相促进，合适的运动康复训练可以减轻疼痛，预防血栓形成。原则上术后患者一旦意识清醒，只要生命体征平稳，固定好引流管的情况下，均鼓励床上活动，并尽可能早期下床活动。术后第 1 天起，每 2 小时做深呼吸，予以叩背、鼓励有效咳嗽、排痰，并用激励式肺量计 2~4 次/天行呼吸功能锻炼。

（二）胸外科加速康复外科实施流程及实践

浙大一院胸外科建立了 ERAS 实施标准化流程（图 7-2）。科室内建立六大环节的项目小组，安排专人负责，确保每一环节的 ERAS 理念得到充分落实。医院内各科室间多学科协作，院内 MDT 团队（包括胸外科医生、呼吸科医生、康复治疗师、ICU 医生、麻醉医生、护士等）全程网络化管理，充分参与，使患者获得最合理的治疗和快速康复方案。

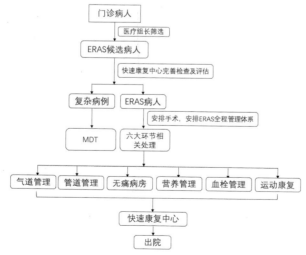

图7-2　浙大一院胸外科ERAS实施标准化流程

（三）建立加速康复外科患者术后康复随访评估体系

胸外科术后患者主要不适症状包括疼痛、咳嗽、胸闷三大症状。为了有效评估症状的严重程度并进行分级，进而采取相应的处理措施，我们对这三大症状采取统一的评估模式，建立浙大一院 ERAS 患者术后康复随访评估体系。

疼痛评估：用数字式 0~10 代替文字来表示疼痛的程度。将一条直线等分为 10 段，按 0~10 分次序评估疼痛程度。书写方式为：在描述过去 24 小时内最严重的疼痛的数字上画圈。0 为无痛；1~3 为轻度疼痛（疼痛不影响睡眠）；4~6 为中度疼痛；7~9 为重度疼痛（不能入睡或者睡眠中痛醒）；10 为剧痛。

咳嗽评估：用数字 0~10 表示咳嗽程度。将一条直线等分为 10 段，按 0~10 分次序评估咳嗽程度。0 为无咳嗽；1~3 为轻度咳嗽（咳嗽不影响睡眠）；4~6 为中度咳嗽；7~9 为重度咳嗽（不能入睡或者睡眠中咳醒）；10 为剧咳。

胸闷评估：在排除心源性胸闷前提下，用数字 0~10 表示胸闷的程度。将一条直线等分为 10 段，按 0~10 分次序评估胸闷程度。0 为无胸闷；1~3 为轻度胸闷（活动后胸闷）；4~6 为中度胸闷（休息状态下胸闷）；7~9 为重度胸闷（严重影响休息或睡眠）；10 为极度胸闷。

疼痛、咳嗽、胸闷作为胸外科术后患者主要不适症状，其严重程度基于患者主观感觉，通过建立简单有效的随访评估体系，以满足术后随访的需要并作为治疗的依据。

（四）胸外科实施加速康复外科的成绩

浙大一院胸外科共有核定床位数 61 张，随着近几年 ERAS 在我科的实施，在核定床位数不变的情况下，年手术量逐年上升，2013 年、2014 年、2015 年我科手术量分别为 1 665 例、2261 例、2 908 例，年均增长约 32.2%。患者平均住院天数减少，2013 年、2014 年、2015 年浙大一院胸外科患者平均住院天数分别为 14.1 天、13.4 天、12.5 天，年均下降约 6.3%。同时平均住院费用减少，术后并发症降低，减轻患者痛苦，有显著的卫生经济学价值。

三、小结

ERAS 在浙大一院胸外科的实践充分表明，加速康复外科在胸外科是切实可行，卓有成效的。但 ERAS 的临床和研究数据有待进一步总结和完善，需要得到更多的循证医学证据的支持。ERAS 在胸外科的实施需要多学科、多层面的共同参与，共同推动：

（1）单一中心内各环节之间需要相互衔接和配合；

（2）单一中心内各学科之间需要密切配合；

（3）单一学科内多中心之间需要紧密合作；

（4）多中心不同学科之间需要相互合作和借鉴；

（5）国际同道之间需要相互交流和合作。

ERAS 作为一种新的理念，是对传统临床实践经验的系统性改变，需要多学科的支持，需要设立专门工作小组开展实施和质量控制。在全国胸外科同道的共同努力下，我国胸外科 ERAS 相关理念得到了迅速推广和普及。但是，ERAS 在国内胸外科领域的发展仍然面临诸多挑战：

（1）ERAS 的实施必须以患者安全与疗效为中心，开展 ERAS 的单位需具备一定的条件；

（2）需进一步开展 ERAS 相关的临床研究；

（3）需要探索制定 ERAS 标准化的评估体系。ERAS 对医务工作者是一种挑战，循规蹈矩将是停滞不前，积极探索将是风险与机遇并存。

第二节　天津医科大学总医院胸外科加速康复外科经验分享

一、主要成员介绍

陈军： 博士研究生导师，天津医科大学总医院胸部肿瘤中心主任，肺部肿瘤外科行政主任，天津市肺癌研究所所长。天津市"131"创新型人才培养工程第一层次人选，教育部新世纪优秀人才，天津市特聘教授，天津市津门英才。中国老年保健协会肺癌专委会主任委员，中国医促会肺癌预防与控制分会副主任委员，中国微循环学会转化医学专业委员会副主任委员，中国医师协会胸外科分会委员，中华医学会胸心外科学分会肺癌学组委员，《中国肺癌杂志》副主编，*Thoracic Cancer* 杂志编委。主持包括 4 项国家自然科学基金在内的各种科研项目 35 项；发表科研论文 200 余篇，其中被 SCI 收录的有 90 篇；获得天津市科技进步一等奖、四川省科技进步一等奖和天津青年科技奖在内各种奖项 5 项。

赵洪林： 负责总医院肺部肿瘤外科快速康复外科培训基地及教学工作。现任中国康复协会肺康复委员会专业委员、中国医促会 ERAS 专业委员会胸外科组委员、北京肿瘤协会专业委员会委员等。曾获得天津医科大学总医院优秀带教老师称号。赴美国密西根大学医学院交流学习胸部肿瘤及围手术期快速康复等先进技术。擅长在快速康复基础上诊治肺部结节、肺部肿瘤、纵隔及胸壁肿物、手汗症等疾病。近年来参与主持多项国家、省、市级科研课题，对自主呼吸下 Tubless 胸腔镜外科手术、围手术期肺功能调整及静脉血栓防治等临床课题深入研究总结，并在 SCI 及国家级期刊发表多篇文章。

二、肺康复流程

（一）肺康复流程图

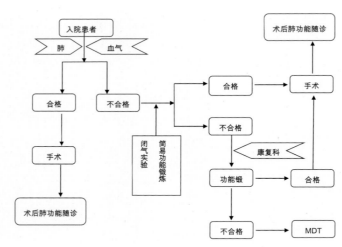

图7-3　肺康复流程图

肺功能康复流程特色解读：

1. 在初步评价后患者均进入科室自行设立的简易功能锻炼。

2. 在手术治疗后，患者通过互联网康复门诊进入长期功能随访及康复锻炼的流程。

（二）"简易肺功能锻炼"课题化流程

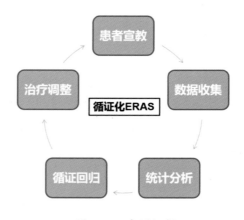

图7-4　病例汇报

三、疫情常态下自主呼吸状态下非气管插管 Tubeless 肺外科手术的开展

随着疫情常态化，胸部 CT 筛查的肺部结节检出率日益增高，高危结节早期手术能够明确诊断及治疗的目的。自主呼吸状态下非气管插管（Tubeless）胸腔镜成为一种安全可靠的周围性肺结节切除方式。自主呼吸状态非气管插管麻醉解剖式胸腔镜手术的可行性、安全性以及根治性已经得到证实，相对气管插管麻醉，具有加快术后康复的优点，该技术具有良好的发展前景，具有一定的经济与社会价值。随着越来越多的中心开始尝试非气管插管麻醉胸腔镜手术，麻醉技术及手术技巧不断提高，手术适应证进一步扩大，更多的肺癌患者可以从中获益。

疫情的限制，跨中心的进修学习受到影响，线上学习成为主要的交流工具。本中心在疫情常态化大环境下，正式通过线上循序渐进的学习讨论成功地开展了自主呼吸状态下 Tubeless 胸腔镜肺部手术，从肺周围性病变的部分切除逐步过渡，并完成了首例自主呼吸状态下 Tubeless 胸腔镜肺叶切除手术。

四、病例报告

患者，男，70 岁，"查体发现左下肺结节 1 年"入院。完善全身检查，未发现各器官功能异常。胸部强化 CT 提示左下肺 3 cm × 3.5 cm 边界欠规则的空洞样病变（如图 7-5），由于病变范围较大，遂行自主呼吸状态下非气管插管左肺下叶切除术，术后病理确诊为左下肺细支气管腺瘤（如图 7-6）。

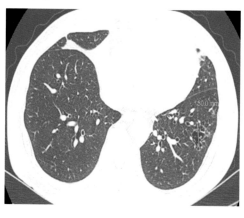 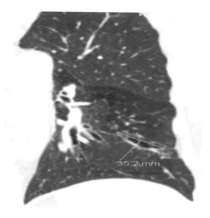

图7-5 左肺下叶病变

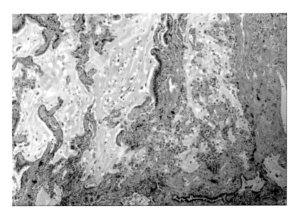

图7-6   细支气管腺瘤病理

五、小结

细支气管腺瘤（BA）是一种新近发现的肺部良性肿瘤，主要表现为纯磨玻璃样和亚固体病变。我们认识到 BA 是一个不同的实体，使其有别于传统的腺癌，后者可能在放射和形态学上与 BA 相似。据我们所知，我们的研究是第一次探索 CT 影像特征来区分 BA 与早期肺癌。假性空洞、边界模糊的阴影和形态特征有助于区分 BA 与肺癌。

对于体检发现的早期肺部病变微创手术治疗已成为共识。传统的双腔气管插管及单腔气管插管封堵会带来气道损伤、麻醉后神经肌肉麻痹、肺不张、呼吸机肺损伤等相关并发症。如患者心肺功能良好，能耐受自主呼吸状态下非气管插管 VATS 手术，是加速患者康复、减少住院时间的安全外科治疗选择。

第三节　厦门大学附属第一医院胸外科加速康复外科经验分享

一、团队成员

厦门大学附属第一医院胸外科目前拥有两个病区，实际开放床位 96 张，年手术 1 600 台。医护团队强大，拥有医师 21 人，其中博士研究生导师 1 人，硕士研究生导师 2 人，正高级职称 7 人，副高级职称 3 人，主治医师 3

人，住院医师 8 人，享受国务院特殊津贴 1 人；护理人员 28 人，其中副高级职称 3 人，主管护师 11 人，护师 10 人。能够开展各种 2D/3D 胸腔镜手术、达芬奇机器人手术（如图 7-5~ 图 7-7）。

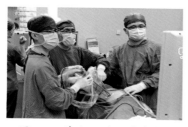 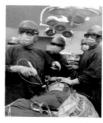 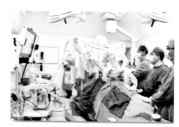

图7-5　单孔2D胸腔镜手术　　图7-6　3D胸腔镜手术　　图7-7　达芬奇机器人手术

ERAS 组织团队

负责人：于修义，科主任、主任医师。

工作职责：①负责组织相关学科制定专科 ERAS 方案和临床实施；②培训团队成员掌握有关 ERAS 的知识和技术；③负责团队的建设和管理、组织召开团队会议；④实施 ERAS 有关临床研究等。

协调员：郭伟溪，主治医师。

工作职责：①负责 ERAS-MDT 的工作联系、协调和沟通 MDT 成员之间的关系；②安排会议，及时收集患者资料、会诊和学术研讨，准备必要的实施和负责会议纪要等工作。

医疗成员：所有医生。

工作职责：①与相关科室合作共同制订 ERAS 临床策略；术前 ERAS 宣教、评估、预防性抗生素使用等；②术中精准微创手术操作、合理放置胸腔引流管和导尿管、实施区域阻滞镇痛；③术后监测并记录各项指标、预防性及多模式镇痛、抗血栓治疗、预防恶心、呕吐、合理液体治疗、过度炎症反应和应激反应调控、早期进食和早期活动，以及检视出院标准等。

病房护理人员：林青，胸外一科护士长、副主任护师；王冰冰，胸外二科护士长、主管护师等。

工作职责：①协助制定快速康复护理临床方案；②负责科内快速康复临床路径应用的培训、指导和实施；③及时收集资料，优化方案。

麻醉师：林绍立，主任麻醉师；蔡东妙，副主任麻醉师。

工作职责：①参与 ERAS 术前评估、优化患者的健康状态；②对于无胃肠动力障碍患者，麻醉诱导前 2~3 小时允许和鼓励患者服用碳水化合物，避免长时间禁食水对患者的机体带来的不适和应激反应；③术中选择合适的麻醉方法、药物及麻醉深度监测，术中实施目标导向液体治疗，进行术中体温控制；④预防性和多模式镇痛的实施；全程管理降低术后恶心和呕吐的发生；记录和评价 ERAS 方案效果。

麻醉护理：洪素千，第三号手术室护士长、副主任护师。

工作职责：①保障手术过程和流程的合理和通畅；②实施优化手术配合 ERAS 流程；③做好麻醉复醒期的护理。

营养师：姚亚红，主任营养师。

工作职责：①参与患者术前营养风险评估；②围手术期营养干预；③指导调整围手术期饮食。

康复师：林振原，副主任医师。

工作职责：①指导肺功能欠佳患者的术前及术后心肺功能锻炼；②指导术后患者活动耐力训练。

二、肺康复流程图及解读

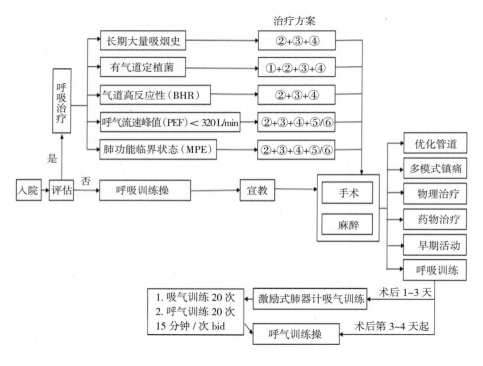

图7-8　肺康复流程图

注：①抗感染；②祛痰；③抗炎/平喘；④吸气训练；⑤功率自行车运动训练；⑥爬楼梯训练。

注释（部分参考最新指南）：

（1）长期/大量吸烟史：①吸烟指数 ≥ 800 年支；②吸烟指数 ≥ 400 年

支且年龄≥45岁；③吸烟指数≥200年支且年龄≥60岁。

（2）气道高反应性（AHR）：①有哮喘病史，长期服用激素或抗过敏药物；②支气管舒张试验阳性；③登楼试验前后PEF下降＞15%；④心肺运动试验过程中出现干啰音或动脉血氧饱和度（SaO_2）下降＞15%。

（3）肺功能临界状态（MPE）：①第一秒用力呼气容积（FEV_1）＜1.0 L。② ACOSOG Z4099/RTOG标准：一秒率（$FEV_1\%$）50%~60%，年龄＞75岁，肺氧弥散量（DLCO）50%~60%。③美国临床药学学会（ACCP）标准：预计术后$FEV_1\%$＜40%或DLCO＜40%。

（3）治疗方案：①抗感染；②祛痰；③抗炎/平喘：雾化吸入糖皮质激素或支气管扩张剂；④激励式肺量计吸气训练；⑤功率自行车运动训练；⑥爬楼梯训练。

（5）开展呼吸训练操训练（有相关护理视频）。

（6）宣教：集体或个体化宣传教育，床旁宣教，强化加速康复外科理念，指导戒烟及正确咳嗽咳痰方式，有效应用呼吸训练装置等，告知术后可能出现的临床表现（如疼痛及咳嗽等）及处理方法，舒缓患者焦虑、紧张情绪等。

（7）麻醉：选择合理的麻醉及插管方式，选择合适的麻醉药物，控制机械通气，个体化目标导向容量管理，预防低体温。

（8）手术：微创、精细解剖、减少出血、减少副损伤（选择术者最熟悉的术式）。

（9）优化管道：减少胸腔引流管数量/不置胸管，减小引流管管径（12G中心静脉导管），缩短拔管时间；不置尿管/术后1天拔除尿管。

（10）多模式镇痛：硬膜外自控镇痛、肋间神经阻滞、镇痛泵；静脉输液镇痛、静脉注射镇痛、口服药物镇痛、纳肛药物镇痛、外贴药物镇痛。

（11）物理治疗：人工拍背、机械震动拍背、卧床主动运动。

（12）药物治疗：雾化吸入（糖皮质激素＋支气管舒张剂＋黏液溶解剂），合理使用抗生素。

（13）早期活动：术后6小时，四肢活动、翻身；术后第1天，半卧位、坐位、下地、床旁活动；术后第2天起，病房外活动。根据患者手术情况及病情，建立每日活动目标，逐日增加活动量，家属全程陪同，护士进行活动前安全评估。

三、本中心肺康复"特色"

1. 宣传教育

每天下午 5 点，安排次日术前患者及其家属在示教室集中宣教（播放肺康复视频、发放纸质版宣教单、医护一体宣教）。每两周安排一次所有患者的集中宣教。同时提供网上宣教平台，对于术后行动不便患者，还可以进行床旁宣教及心理疏导。

2. 全面评估

厦门大学附属第一医院目前是无纸化医院，基于其强大的电子病历系统、信息互联互通，我们可以在电子病历里直接创建和查看我们想要的各类评估单。如入院护理评估、营养评估、血栓风险评估、心肺功能评估、麻醉评估、疼痛评估等。只有越全面的评估，才能越全面了解病人的需求，更及时的干预，使其能得到更快速的康复。

3. 气道准备

这是胸外科的重点。术前戒烟、查肺功能是常规，肺功能欠佳的，需要进行呼吸功能训练，护理人员还专门拍了呼吸训练视频供患者学习。

在药物治疗方面，厦门大学附属第一医院胸外科严格按照相关指南推荐，使用吸入性糖皮质激素、支气管舒张剂、黏液溶解剂，三药联合雾化，改善气道炎症，对于长期吸烟的患者，雾化时间适当提前（见图 7-9）。

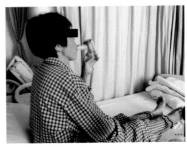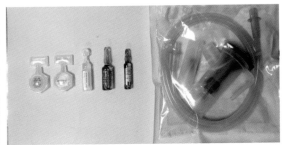

图7-9　气道准备

4. 预防术中低温

常规控制好手术室的室温，加热胸腔冲洗液，同时对输液液体进行了加温处理，当术后患者进入恢复室，也有专门的充气加温持续护航。

5. 微创、术中肺保护

目前有单孔、单操作孔（两孔）、三孔甚至开胸等手术方式，应尽量缩小手术切口长度，减少手术切口数量。

术中不管是暴露术区、分离肺裂、清除淋巴结、断血管、断气管，始终做到只用小纱布、吸引器轻柔暴露及处理，避免不必要的肺组织反复钳夹、损伤。

6. 优化引流

术中出血少患者，目前使用最细的引流管（12G 中心静脉导管弯管）。预计术后可能较多渗血患者，目前使用 16~24 号胸腔引流管（见图 7-10）。当然，术中无明显出血的患者，术中鼓肺充分后，不置管引流。

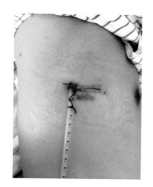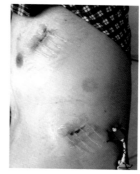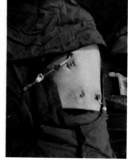

16 号引流管　　　　　　　　　　12 号中心静脉导管

图7-10　引流管安置

7. 优化麻醉、多模式镇痛

胸腔镜肺楔形切除、部分肺段切除、肺叶切除患者，选用喉罩 + 人工气胸、单腔插管 + 封堵等麻醉方式，减少双腔插管的损伤。术中根据手术需求增加了硬膜外镇痛、肋间神经阻滞等镇痛措施；术后合理使用镇痛泵、静脉镇痛、肌注镇痛、口服镇痛、纳肛镇痛、外贴镇痛、心理镇痛等措施，真正做到无痛病房。

8. 肺康复训练

术后常规雾化 7~14 天，三药联合。增加了人工或器械辅助拍背促排痰。反复播放呼吸训练视频，让患者无时无刻不在学习。提供多台数字呼吸训练器、简易呼吸训练器供患者在病房使用，为患者设置了训练指标，方便训练。（见图 7-11，图 7-12）

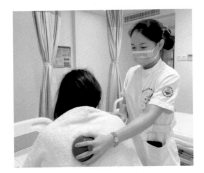

人工拍背

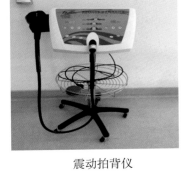

震动拍背仪

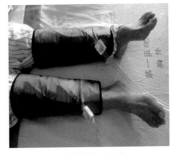

下肢压力泵

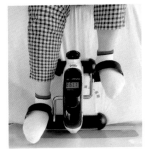

卧床期间主动运动

图7-11　术后康复

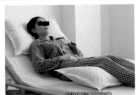

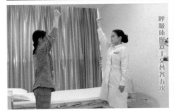

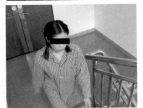

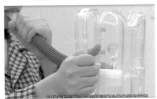

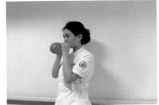

图7-12　术后肺康复训练

9. 预防血栓、早期活动

术后全面禁用止血药（部分凝血机制受损患者除外），常规使用预防血栓药物。生命体征平稳的患者，术后第一天即拔除尿管，鼓励下床活动。专门购买了数十台移动输液架，既保证了治疗不中断、引流瓶有所挂靠，也让患者行动有所依靠，减少跌倒风险。（图7-13）

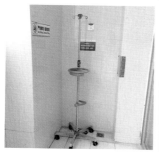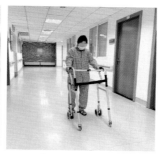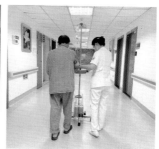

图7-13　血栓预防

10. 营养支持

患者在术后 6 小时，恢复流质饮食（功能饮料、糖盐水、米汤）；术后第 1 天，恢复常规饮食，加强高蛋白饮食。同时根据患者需求，配合使用静脉营养支持、口服肠内营养液、营养粉，加强患者总体营养摄入。

四、实践总结体会

ERAS，是采用一系列有循证医学证据的围手术期处理的优化措施，以减少手术患者生理及心理的创伤应激，实现手术患者的快速康复。主要是控制围手术期的病理生理反应，目的是促进患者康复，而不仅仅是为了早期出院。

快速肺康复的目的是加速患者术后安全康复，提高生活质量，围手术期气道管理必须在循证医学证据指导下，以问题为导向来进行，需要医护一体化和多学科协作。

近年来厦门大学附属第一医院胸外科通过实施快速肺康复，最直接的获益是该科的手术量逐年递增、平均住院费用逐年递减、术后平均住院日逐年递减、床位周转数逐年递增、患者满意度持续远高于目标值。间接的获益是通过自己的数据，申请了相关的课题立项，并发表了相关的论文。借助ERAS，开展了相关科室学习会、医护一体化查房、院内培训、跨院区交流，同时也举办了多个相关省级、市区级学术活动。

快速肺康复，一直在发展前进，它会随着临床实践而不断丰富、完善。

五、典型案例

患者男性，60岁，主诉：发现肺部结节1年余，确诊右上肺癌17天。

现病史：入院前1年余外院体检胸部CT平扫示"双肺多发结节"（具体不详），无特殊不适，未治疗。入院前2个月我院复查胸部CT平扫示"右肺上叶后段磨玻璃结节，直径约2.6 cm，双肺散在微小结节"，行PET-CT引导下经皮穿刺右上肺结节活检术，病理示"肺浸润性腺癌"。

既往史：吸烟50年，平均20~40支/日，未戒烟；饮酒30年，不定量饮酒。

家族史：父亲患有"食管癌"。

ERAS措施：

术前：①宣教，戒烟两周；②肺通气、弥散功能正常，无须术前肺功能训练；③术前3天行雾化吸入准备（糖皮质激素＋支气管舒张剂＋黏液溶解剂）。

术中：①单腔气管插管＋右侧封堵；②选择术者熟悉的三孔2D胸腔镜手术，行右上肺癌根治，手术总时长65分钟，出血50 ml；③术中液体入量1 000 ml，其中晶胶1∶1，出量450 ml；④置管：12G中心静脉导管弯管1根，尿管1根；⑤关闭切口前，行肋间神经阻滞。

术后：①术后当天，静脉使用抗生素、抗凝、止痛药物，术后6小时流质饮食，活动四肢；②术后第1天，胸腔引流液90 ml，淡红色，无漏气，普食，增加口服营养素，坐起，拍背、咳嗽咳痰，呼吸功能训练，雾化吸入治疗（糖皮质激素＋支气管舒张剂＋黏液溶解剂），拔除尿管，早期下床活动；③术后第2天，胸腔引流液60 ml，淡红色，复查胸部CT平扫，肺复张良好，拔除胸管，增加活动量；④术后第3天，精神状态好，活动自如，咳嗽有力，出院。

六、发表代表性文章

[1] 王剑翁，于修义，石思恩，等. 超细胸腔引流管在全胸腔镜肺叶切除术的应用分析[J].福建医药杂志，2019，41（5）：12-16.

【摘要】目的：探讨全胸腔镜肺叶切除术中应用超细胸腔引流管和常规粗引流管对引流效果、患者疼痛程度及引流相关并发症的影响。**方法**：选取2017年1月至2018年9月行全胸腔镜肺癌根治术的156例患者，随机分为A组（超细胸管组）和B组（常规粗胸管组）各78例，比较两组术后引流时间、总引流量、术后住院时间、术后疼痛评分及引流相关并发症发生率等情况。**结果**：A 组术后引流时间、总引流量、引流相关并发症显著少于 B 组（$P < 0.05$），术后第 3、4 天疼痛评分 A 组显著低于 B 组（$P < 0.05$），两组住院时间、术后第 1、3、5 天疼痛评分差异无统计学意义（$P > 0.05$）。**结论**：全胸腔镜肺叶切除术后应用超细胸腔引流管可缩短引流时间，减轻术后疼痛，降低引流相关并发症的发生，且切口愈合美观，是效果确切且满意的引流方式。

[2] 郭伟溪. 快速康复在肺癌患者围手术期的临床应用价值观察[J]. 中国卫生标准管理，2017，08（20）：61–63.

【摘要】目的：探究快速康复在肺癌患者围手术期中的应用价值。**方法**：选取 2015 年 3 月至 2016 年 9 月在本院进行治疗的 60 例肺癌患者，随机分为两组，观察组采用快速康复治疗，对照组采用常规围手术期治疗，比较两组患者的临床恢复指标、免疫功能指标。**结果**：观察组治疗后的引流持续时间、卧床时间、抗生素使用时间和住院时间等各项指标数据均短于对照组患者，观察组患者治疗后 $CD4^+T$ 细胞和 $CD8^+T$ 细胞的免疫功能强于对照组患者，对比差异均具备统计学意义，$P < 0.05$。**结论**：在肺癌患者围手术期中进行快速康复治疗可有效改善肺癌患者的临床指标，恢复其免疫功能。

[3] 林青，管俊丽. 快速康复外科理念在肺癌肺叶切除术围手术期护理中的应用效果评价[J]. 中外医学研究，2017，15（33），106–107.

【摘要】目的：探讨快速康复外科理念在肺癌肺叶切除术围手术期护理中的应用效果。**方法**：将 2016 年 2 月至 2017 年 1 月 120 例肺癌肺叶切除术治疗患者作为研究对象，依据处理方法分对照组、研究组两组，各 60 例。对照组围手术期护理中应用普通护理，研究组围手术期护理中应用快速康复外科理念。比较两组满意度、术后抗生素应用时间、卧床时间、引流时间、住院天数；干预前后患者生存质量评分。**结果**：研究组满意度高于对照组，差异有统计学意义（$P < 0.05$）；研究组术后抗生素应用时间、卧床时间、引流时间、住院天数均短于对照组，差异有统计学意义（$P < 0.05$）；干预前两组生存质量评分相近，差异无统计学意义（$P > 0.05$），干预后研究组生存质量评分优于对照组，差异有统计学意义（$P < 0.05$）。**结论**：快速康复外科理念在肺癌肺叶切除术围手术期护理中的应用效果确切，可加速术后康复，缩短术后卧床、引流、用药和住院时间，改善患者生存质量，提升其满意度。

第四节　成都大学附属医院肺康复多学科诊疗中心成立及实践

　　成都大学附属医院肺康复学组最初成立于 2017 年 10 月，2021 年正式成立肺康复多学科诊疗中心，参与科室为呼吸与危急重症学科、胸外科、康复医学科，人员组成包括呼吸与危急重症医学科医师、康复科医师、康复治疗师、物理治疗师、营养师、呼吸与危急重症学科护士。

　　肺康复是在全面的评估后给予患者的个体化综合干预治疗，包括运动训练、健康教育、行为改变，旨在改变慢性呼吸系统疾病患者的生理和心理状态，促进患者形成长期的有益健康的行为习惯。肺康复是跨学科的综合干预措施，其核心是运动训练。

一、肺康复的目的

　　（1）减少抗菌药物的临床使用，促进急性期患者的早日康复，缩短住院时间。

　　（2）帮助患者掌握正确的肺康复知识和技能。

　　（3）督促稳定期患者做好自我管理。

　　（4）减少急性发作。

　　（5）减轻病人和家庭社会负担。

　　肺康复临床实施由慢阻肺急性发作期患者为切入点，逐步扩展到支气管哮喘、肺癌、支气管扩张、肺纤维化、肺炎等患者。

　　运动锻炼是肺康复的核心内容，下肢运动训练作为慢阻肺患者肺康复的强制性内容；上肢运动训练可增加前臂运动能力，减少通气需求；上下肢合并训练较单纯上肢或者下肢训练能更显著地改善运动能力和生活质量。

　　从被动运动到主动运动，从卧位到坐位再到站立位，护理人员指导病人做好体位管理，卧位以侧卧位最好。让病人动起来、站起来、走起来。

　　运动采取非线性运动，4S（simple 简单、safe 安全、save 省钱、satisfy 满意）个体化管理，唱歌、吹口琴、呼吸操等。肺康复辅助工具：呼吸训练器、PEEP 阀、峰流速仪、PEP 治疗系统、超声雾化器。

二、肺康复评估、实施、评价步骤

　　（1）宣教：入院患者宣教（每周集中新入院患者统一宣教）。

　　（2）评估：患者一般情况、病情评估、心肺功能评估。

（3）建档：将患者分层（低危、中危、高危），建立个人档案。

（4）处方：制定康复处方。

（5）实施：实施康复方案、最终转化为患者为主自我健康管理模式。

三、肺康复实施临床特色

主要包括医护康患一体化，康复小组成员参与医生查房，了解患者情况，对适合做肺康复的患者进行记录，与主管医生协商，由主管医生提出康复建议，康复医师、治疗师和护士共同为患者制定康复方案，根据康复措施的难易程度，物理治疗师、呼吸治疗师、护士分工合作，落实患者的康复措施，促进患者积极参与康复。护士为患者建立康复档案，记录及追踪康复效果。

患者入院：①护理人员进行入院评估，用 ADL 表评估日常生活能力、DEMMI 量表进行徒手平衡功能检查；② COPD-6 初筛肺功能情况符合肺康复指征；③与医生共同确定患者肺康复项目；④医生下达长期医嘱肺康复护理、床旁简易肺功能测定，临时医嘱日常生活能力评估、徒手平衡功能检查、肺功能检查、肺通气功能检查、弥散功能检查、肺功能康复评定；病程记录患者存在肺功能障碍，需要进行肺康复评定及治疗；⑤根据评定结果给予肺康复治疗，下达肺康复治疗医嘱：体外膈肌起搏治疗、超声波治疗、超声波联合治疗加收、运动疗法、作业治疗、有氧训练、手功能训练、机械辅助排痰等。每天评估患者情况。同时，康复师与护士每周二、周五16点带领轻症患者于大厅做呼吸康复操。

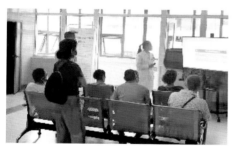
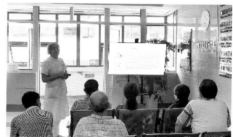
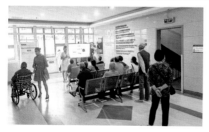
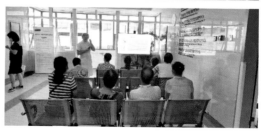

图7-14　健康宣教

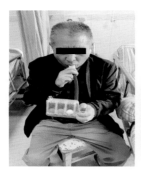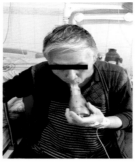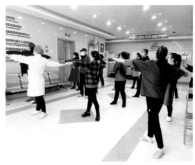

图7-15 呼吸训练及呼吸康复操

四、肺康复实践经验总结及体会

肺康复是医护康患共同参与的健康事业，培训和教育是基础。在医护人员自身的培训和提升方面，我们采取"走出去，引进来"的方式拓宽医护人员的知识面和眼界。主要有加入省级和国家级呼吸康复专业学术团队，参加国际级和省级继续教育学习班，了解呼吸康复最新进展，结合本院实际开展呼吸康复工作。通过举办肺康复学习班，邀请行业专家为大家分享肺康复实践经验与体会。（见图 7-16）

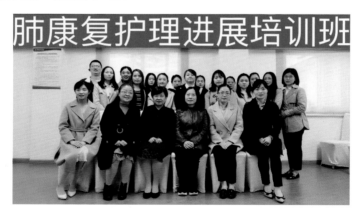

图7-16 健康教育宣传

临床实践中，针对患者教育，我们采取了知识海报上墙，制作肺康复护理手册，吸入制剂使用和呼吸操置入患者床旁暖屏电视，定时为患者播放，针对个案采取一对一现场指导，开展电话回访和健康宣教，建立微信公众号，定期推送呼吸康复相关知识，特别推出肺康复护理门诊，医护一体化为出院患者定期门诊随访提供了良好的平台。

依托城北呼吸联盟，我们建立了肺康复技术的推广，参与医联体建设的单位达到8家，肺功能筛查仪器下沉到医联体，实现了肺功能检测的远程会诊，肺康复技术深入基层和社区。让更多的呼吸疾病患者有了康复的希望。

五、病例分享

案例一

患者：冯某，男，90岁退休职工。

主诉：反复咳嗽咳痰气促30余年复发加重1小时。

既往史：高血压病史10年。

现病史：患者入院前30年于受凉后出现咳嗽、咳痰，为白色黏痰，易咳出，咳嗽无昼夜规律。伴气促，活动后为著，偶可闻及气道喘鸣音，无畏寒、发热、胸痛、咯血，每年冬春季节及气变凉后易发，每年发作时间大于3个月，症状逐渐加重，未规范诊治。10年前患者自感劳动耐力明下降，平地快走200米或爬楼时出现明显气短，无夜间阵发性呼吸困难，可平卧入睡，无双下肢水肿，于我院行肺功能检查确诊为慢性阻塞性肺疾病。

（一）主要问题清单

1. 呼吸模式的改变胸廓活动度下降气流受限肺容量降低。
2. 营养差低于机体需求量。
3. 气道廊清障。
4. 呼吸肌力降低。
5. 运动耐量下降。
6. 焦虑。

（二）治疗计划

1. 疾病教育心理疏导。
2. 氧疗呼吸训练胸廓松动改善胸廓活动。
3. 雾化体位 ACBT+OPEP 有效咳嗽。
4. 呼吸肌力训练。
5. 饮食指导。
6. 有氧训练抗阻训练。

案例二

患者：刘某男，72岁退休职工。

主诉：胸闷20余年，发热、咳嗽10天既往史；发现甲状腺功能减退病史8个月。

现病史：20年前因急性心梗，行溶栓治疗，长期口服药物治疗（氯吡格雷、阿司匹林等）。30天前因症状加重就诊，行冠脉搭桥术，2周前行气管切开机械通气辅助呼吸。10天前出现发热、呼吸急促、咳大量浓痰，多次脱机失败，救护车急诊转院收入我科。

（一）评估

1.呼吸方面的评估。

（1）患者神志清，精神差Borg呼吸困难评分5分。

（2）气道内大量黄脓痰，每日量约60~80ml，需间断床旁吸痰或气管镜治疗。

（3）通过床旁简易肺功能测定发现，患者VC实测值/预计值在40%~59%，为中度降低，存在使胸廓、肺、呼吸动力受损的因素。

（4）咳嗽咳痰能力为2级，有轻微咳嗽动作和声音但不能把痰液完全咳出。

2.日常生活活动能力评定（ADL）Barthel Index评定55分，生活基本自理。

3.握力测试：握力值：左17 kg，右21 kg，总体握力评分2分。

4.四肢肌力评估：上下肢肌力均为2级。

5.营养风险评估

（1）NRS2002营养风险筛查：疾病严重程度3分+营养受损状况评分3分+年龄评分1分=7。

（2）体格测量：身高：166 cm，体重：51 kg，BMI指数18.5 kg/m²。

（3）查体：腹部平软，叩诊轻微鼓音，肠鸣音3次/分，双下肢轻度水肿。

（4）基础代谢测试：REE1 454 kcal[①]。

6.膳食调查长期膳调：膳食结构失衡，相对单一，以碳水化合物为主，优质蛋白质摄入不足。

7.焦虑自评表：SAS评分为72分重度焦虑。抑郁自评表SDS评分63分，中度抑郁。

8.睡眠检测：该患者通过多导睡眠监测发现，入睡困难。

N1、N2期延长，REM期缩短，睡眠周期紊乱，存在睡眠剥夺现象。

（二）主要问题与康复目标

主要问题：患者呼吸肌无力，脱机困难，下肢力量弱，营养差，伴随焦

---

a　1 kcal ≈ 4.18 kJ。

虑抑郁状态，睡眠剥夺。

康复目标（远期，定性）：脱离呼吸机，缓解呼吸困难症状，改善下肢力量及营养状态，改善焦虑抑郁状态，调节睡眠情况，回归家庭回归社会。

年度考核：间断呼吸机脱机，逐渐延长脱机时间大于 4 小时。

咳嗽咳痰能力评分增强至 3 分，可以床边坐位营养干预，提高营养水平。

（三）处方制定

1. 制定处方——运动。

（1）由床边坐位到床旁站立 10~20 分钟，一天 2 次，改善平衡功能。

（2）呼吸神经肌肉电刺激治疗 30 分钟，一天 2 次，改善呼吸肌量。

（3）下肢脚踏车训练 15~20 分钟，一天 2 次，增强下肢肌力。

（4）肺复张，3~5 分钟，一天 2 次，改善通气，促进痰液引流，预防肺不张。

2. 制定处方——呼吸治疗

呼吸肌训练：床上腹式呼吸 4~6 组，每组 5~8 次，每天 20~30 分钟。

呼吸训练：呼吸训练器 4~6 组，每组 5~6 次，每天 20~30 分钟。

3. 制定处方——氧疗

急性期有创，吸氧 0.7，过渡到 HFNC，Flow：氧疗处方 40 L/min，吸氧 0.4，再到鼻导管 3 L/min。

4. 制定营养处方。

5. 音乐疗法、放松训练。

6. 实行睡眠干预。

总结：呼吸康复有利于重症患者的恢复，提高脱机和拔管成功率。

我们通过积极的上下气道管理、吞咽功能锻炼、全身肌肉康复锻炼、呼吸肌肉康复锻炼等措施，帮助患者脱离 ICU，且节省医疗成本，缩短 ICU 住院时间。重症患者早期就应该开始进行康复治疗。

第五节 绵阳市中心医院心胸外科肺康复流程

一、背景

在 ERAS 大背景下，肺康复越来被重视。绵阳市中心医院心胸外科与康复科于 2018 年正式合作，在心胸外科建立肺康复室，推进肺康复工作。得益于四川大学华西医院车国卫教授 ERAS 团队的指导及支持，结合地级市三级医院特点，考虑到可操作性以及患者依从性，我们肺康复管理中心减少或者增加了一些侧重点，逐步探索出一条适合自身发展的心胸外科肺康复之路。服务患者，让患者快速康复是核心。在此基础上不断完善"医—护—康"纵向化协作流程，不仅提高了团队运行效率，也让患者对整个康复过程清晰。这样的好处是运营成本降低，患者依从性得到提高。现对我院心胸外科肺康复流程作介绍。

（一）"医—护—康"纵向化协作模式

为什么要倡导纵向化协作？要提纵向化协作，还得从传统的医护康协作模式存在的一些问题说起。传统的协作模式非常大的一个问题就是横向化的职责不清、分工不明。在一个科室内部，这种横向化的弊端不会被放大。但在多学科 MDT 合作的过程中，这个弊端就被放大，并且一定程度上还会阻碍合作进行。举例来说，以前对于康复宣教，往往是康复治疗师宣教以后，护理也会康复宣教，医生也会康复宣教，并且往往内容有差别不统一，这样不仅是浪费了人力、时间成本，也让患者感到康复过程混乱，影响其就医体验和依从性。

纵向化协作把整个康复过程看成一条线，在这条线上每个时间段医护康明确职责分工，避免在同一个环节相冲撞，各司其职。实践下来，我们发现患者满意度和依从性得到提高，医务人员人力成本、时间得到节省，医务人员相互配合信任度也得到提高。（见图 7-17）

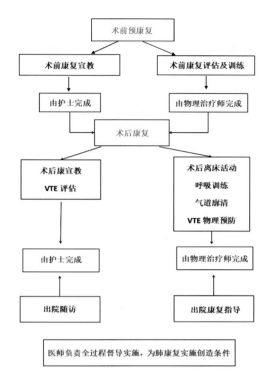

图7-17　绵阳市中心医院医护康纵向化协作流程及分工

（二）术前预康复

因其可降低手术死亡风险及术后并发症的发生概率，术前预康复越来越被重视，此部分由康复治疗师及护士完成，医生对落实情况进行督导。我院术前肺康复分为如下步骤：

1. 术前康复评估

术前肺康复评估不同医院侧重点不尽相同，考虑到可操作性以及低级市三级医院患者接受度等方面，绵阳市中心医院术前康复评估主要侧重于运动心肺功能、气道廓清能力两个方面，此部分由康复治疗师完成。

因其可反应心肺储备以及机体抗打击能力，相比静态肺功能测试，运动心肺功能测试在预测手术死亡风险、术后并发症发生风险上有着独特的优势。在运动心肺功能评估方面，运动心肺测试（CPET）一直是金标准，但因其价格昂贵、操作过程复杂以及对患者理解力要求高等缺点，我院实际执行过程中患者对CPET依从性不高，所以爬楼梯试验以及6分钟步行试验是非常好的替代方案。对比爬楼梯试验及6分钟步行试验，因6分钟步行试验给受试者施加的负荷强度远低于CPET的极量负荷，而爬楼梯试验负荷介于二者之间，故我们在实际过程中，最终选择爬楼梯试验作为 CPET 的替代方案。依据患者一口气（中途不歇气，常规速度）爬楼梯的层数，可将患者手术死亡风险及术后并发症风险分为三个等级：低风险：大于等于 6 层；中风险：3~6 层楼；高风险：小于 3 层。

气道廓清能力评估方面，我们选择用 PEF 以及主动力量分级表来反应排痰能力，在实际应用中可操作简单、患者依从性高，取得了很好的效果。PEF < 250 L/min 的患者往往存在排痰困难（图 7-18）。主动咳嗽能力分级将咳嗽力量分为 6 级：

（1）0 级：无指令咳嗽；

（2）1 级：气管内可文集气流声但无咳嗽声音；

（3）2 级：可闻及很弱的咳嗽声音；

（4）3 级：可闻及清晰的咳嗽声音；

（5）4 级：可闻及强有力的咳嗽声音；

（6）5 级：可进行多次强有力的咳嗽。咳嗽等级 0~2 级被认为咳嗽力量弱。

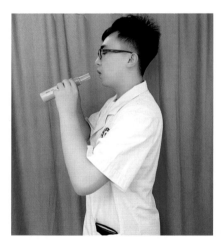

图7-18　术前PEF测试

（三）术前宣传教育

术前康复由护士完成，分为集体宣教及个体化宣教。集体宣教在肺康复室里进行，个体化宣教则在病房进行。在肺康复室里，不仅配备了办公系统以及康复评估及康复训练器械，还配备了用于宣传教育的数字化设备，患者宣教便在这里进行。内容除了科室相关制度介绍、环境介绍、安全教育、常规流程之外，肺康复相关的康复流程、康复团队、呼吸控制及咳嗽训练宣传教育也由护士完成。护士每天组织患者及家属在肺康复室定时通过大屏幕视频学习的形式集体宣教，个体化的宣教则在病房进行。通过宣教，使患者对加速康复流程清晰，减少了患者焦虑情绪，提高了满意度，也为后续的肺康复训练提高依从性。（见图 7-19）

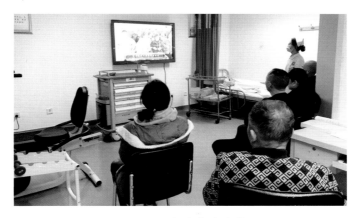

图7-19　术前集中宣教

（四）术前肺康复训练

术前肺康复训练主要针对术前康复评估为中高风险以及咳嗽排痰能力弱的患者群体，集中精力训练 7~14 天。术前康复训练主要目的为尽可能提高患者心肺功能，增强机体对抗手术打击能力以及尽可能降低术后并发症。术前肺康复训练主要包括运动训练、呼吸训练，此部分由康复治疗师完成。

运动训练以有氧训练为主，根据患者情况酌情加入（或不加入）肌力训练。有氧训练运动强度控制在心率 110~130 次 / 分或者主观疲劳量表 4~6 级，少数有条件的患者以 CPET 控制运动强度在 VO_{2peak} 60%~75%；运动时间 30~60 分钟 / 次；运动频率：3~5 次 / 周，共 1~2 周；具体运动方式可以选择方便患者依从性高的，常用的有功率自行车、跑步机、慢跑、登山、游泳、球类等。（图 7-20）

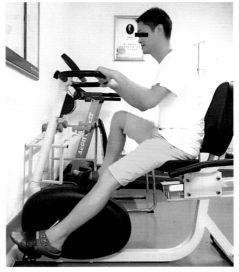

图7-20　术前功率车训练

呼吸训练，可以采用激励式肺量计。将浮标吸至预设的标记点，摒弃2~3秒，然后移开嘴呼气为一次，6~10次为一组，每次集中训练3~5组，早、中、晚各集中训练一次。

（五）术后肺康复

术后的住院时间占据整个住院时间的绝大部分，因此术后肺康复的管理在缩短患者住院日、促进患者快速康复上起着非常重要的作用，我们在实践中将术后肺康复分为了康复宣教、VTE 风险的评估及物理预防、离床活动、呼吸训练及气道廓清五个部分。其中康复宣教、VTE 风险评估部分由护士完成，离床活动、呼吸训练、气道廓清及 VTE 风险的物理预防由康复物理治疗师完成，医生仍然是整个流程的督导者。

1. 术后康复宣教

患者术后往往因为疼痛、恶心、呕吐、心理恐惧等原因拒绝或者减少康复活动，如果不及时引导，其对后续的术后肺康复治疗依从性将大大降低，从而影响整个加速康复的效果，因此术后康复宣教理应被重视。该部分康复宣教的重点一是向患者提前介绍术后一般会现的症状，让患者从心理上对这些症状有了正确的认识，避免出现恐惧等情绪；二是指导患者正确的咳嗽方法，避免患者因疼痛拒绝咳嗽；三是教育患者每日离床康复活动，并督导患者执行康复物理治疗师制订的术后肺康复计划。

2. VTE 风险评估及物理预防

绵阳市中心医院对 VTE 的防治尤为重视，并在院级层面牵头成立了院内静脉血栓栓塞症防治管理委员会，通过了 2021 第一批静脉血栓防治中心认证审核。由主管护士动态进行 VTE 风险评估（见表 7-1），评估结果将在医生工作站显示，然后对其风险进行分级（见表 7-2）。VTE 物理预防常见措施有离床活动、"踝泵"活动、压力治疗等（见表 7-3）。心胸外科对于高危患者（≥5）需通知康复物理治疗师进行物理预防，中低风险患者（<5）则在每日宣教过程中督导患者早日离床活动以及踝泵活动。

表7－1　Caprini评分

下列每项1分		
年龄 41~60 岁	急性心肌梗死	严重肺部疾病（包括肺炎）（<1 个月）
下肢肿胀	充血性心力衰竭（<1 个月）	口服避孕药或激素替代疗法
静脉曲张	需卧床休息的内科疾病	妊娠或产后状态（<1 个月）

续表

体重指数＞25 kg/m²	炎症性肠病病史	不明原因死胎、反复流产（≥3次）、因脓毒血症或胎儿生长停滞
计划小手术	大手术史（＜1个月）	其他风险因素
脓毒血症（＜1个月）	肺功能异常（如慢性阻塞性肺气肿）	

<table>
<tr><td colspan="3" align="center">下列每项2分</td></tr>
<tr><td>年龄61~74岁</td><td>中心静脉置管</td><td></td></tr>
<tr><td>关节镜手术</td><td>大手术（＞45分钟）</td><td>限制性卧床（＞72 h）</td></tr>
<tr><td>恶性肿瘤</td><td>腹腔镜手术（＞45分钟）</td><td>石膏固定（＜1个月）</td></tr>
<tr><td colspan="3" align="center">下列每项3分</td></tr>
<tr><td>年龄≥75岁</td><td>凝血酶原20210A突变</td><td>抗心磷脂抗体升高</td></tr>
<tr><td>深静脉血栓形成/肺血栓栓塞症病史</td><td>狼疮样抗凝物质</td><td>其他先天性或获得性易栓症</td></tr>
<tr><td>Ⅴ因子Leiden突变</td><td>高半胱氨酸血症</td><td></td></tr>
<tr><td>血栓家族史</td><td>肝素引起的血小板减少症（避免使用普通肝素或低分子肝素）</td><td></td></tr>
<tr><td>卒中（＜1个月）</td><td>择期下肢主要关节成形术</td><td>急性脊髓损伤（瘫痪）（＜1个月）</td></tr>
<tr><td>多处创伤（＜1个月）</td><td>髋部、盆腔或下肢骨折（＜1个月）</td><td></td></tr>
</table>

表7-2 VTE风险分级评估及预防建议

分级	等级标准	建议预防措施
低危（0~2）	·小手术，能够活动 ·内科患者，能够活动	·尽早活动 ·物理预防（必要时）
中危（3~4）	·大部分普外科，脊柱外科，妇科，泌尿外科，心、胸、血管外科手术伴有VTE危险因素 ·伴有其他高危因素内科患者，卧床或危重患者 ·以上危险因素伴出血风险	·低分子肝素（推荐剂量）或磺达肝癸钠或低剂量普通肝素（2次/天或3次/天） ·口服利伐沙班，10mg，1次/天 ·联合物理预防 ·物理预防，出血风险降低后联合药物预防

续表

分级	等级标准	建议预防措施
高危 （≥5）	·全髋关节置换术、全膝关节置换术、髋部骨折、大创伤、脊髓创伤 ·盆腔、腹腔、胸腔恶性肿瘤根治性手术 ·以上危险因素伴出血风险	·低分子肝素（推荐剂量）或磺达肝癸钠或低剂量普通肝素（2次/天或3次/天） ·口服利伐沙班，15 mg，2次/天 ·联合物理预防 ·物理预防，出血风险降低后联合药物预防

3. 术后运动

术后早日离床活动可促进引流、促进拔管、促进痰液等分泌物排除、预防肺不张、促进肺复张、预防 VTE 的发生、提高心肺功能、缓解患者焦虑抑郁情绪等。患者生命相对体征平稳、无活动性出血、患者主观能配合时，术后离床活动于术后当天便开始，由物理治疗师制订活动计划并指导患者运动。（见表7-3）

表7-3 绵阳市中心医院心胸外科术后康复程序

时间	活动计划
术后 当天	①呼吸训练：深呼吸（鼻吸口呼，缩唇呼吸，深吸慢呼，每次3组，每组5~8个，每天3次） ②咳嗽训练：患者双手置于腹部或肋弓两侧处，缓慢吸气至最大，尽可能快的用腹部发力咳嗽，3~4个咳嗽为一组，做2~3组，每天3次；嘱家属给病人拍背1~2分钟，每天3次 ③预防血栓：气压治疗；床上便携式踏车5~10分钟；踝泵每30分钟20个；早离床活动 ④运动训练：离床坐+站5~10分钟；床上便携式踏车5~10分钟；双上肢抬肩、屈肘、捏拳（每个动作10个，每天3次）；抬臀训练（双膝屈曲，臀部抬起至最大承受范围，每次5个，每天3次）；踝背屈（每次20个，每天3次）膝关节屈曲（每次10个，每天3次）。
术后 第1天	①呼吸训练：深呼吸（鼻吸口呼，缩唇呼吸，深吸慢呼，每次3~5组，每组做8~15个，每天3次） ②咳嗽训练：患者双手置于腹部或肋弓两侧处，缓慢吸气至最大，尽可能快的用腹部发力咳嗽，3~4个咳嗽为一组，做3~5组，每天3次；教会家属给病人拍背1~2分钟，每天3次 ③预防血栓：气压治疗；床上便携式踏车5~10分钟；踝泵每30分钟20个；早离床活动 ④运动训练：离床活动，室内坐+站+步行10~15分钟；床上便携式踏车10~15分钟；双上肢抬肩、屈肘、捏拳（每个动作3组，每组15个，每天3次）；踝背屈（每次3组，每组20个，每天3次）；膝关节屈曲（每次10个，每天3次）

续表

时间	活动计划
术后第2天	①呼吸训练：深呼吸（鼻吸口呼，缩唇呼吸，深吸慢呼，每次3~5组，每组15~20个，每天3次） ②咳嗽训练：患者双手置于腹部或肋弓两侧处，缓慢吸气至最大，尽可能快的用腹部发力咳嗽，3~4个咳嗽为一组，做3~5组，每天3次；嘱家属给病人拍背1~2分钟，每天3次 ③预防血栓：气压治疗；床上便携式踏车10~15分钟；踝泵每30分钟20个；离床活动 ④运动训练：下床站立5分钟，室内行走5分钟，室外步行500米，运动强度Borg疲劳量表评分11~13；双上肢举哑铃（1 kg）抬肩、屈肘（每个动作3~5组，每组10个，每天3次）；
术后第3天	①呼吸训练：深呼吸（鼻吸口呼，缩唇呼吸，深吸慢呼，每次3~5组做15~20个，每天3次） ②咳嗽训练：患者双手置于腹部或肋弓两侧处，缓慢吸气至最大，尽可能快的用腹部发力咳嗽，3~4个咳嗽为一组，做3~5组，每天3次；嘱家属给病人拍背1~2分钟，每天3次 ③气压治疗；床上便携式踏车10~15分钟；踝泵每30分钟20个；离床活动 ④运动训练：室外步行500~800米；爬楼梯3层；运动强度Borg疲劳量表评分11~13；双上肢举哑铃（1.5 kg）抬肩、屈肘（每个动作3~5组，每组10个，每天3次）
术后第4天	①呼吸训练：深呼吸（鼻吸口呼，缩唇呼吸，深吸慢呼，每次3~5组，每组做20~30个，每天3次） ②咳嗽训练：患者双手置于腹部或肋弓两侧，缓慢吸气至最大，尽可能快的用腹部发力咳嗽，3~4个咳嗽为一组，做3~5组，每天3次 ③预防血栓：气压治疗；床上便携式踏车10~15分钟；踝泵每30分钟20个；离床活动 ④室外负重（2 kg）步行500~800米；爬楼梯3~6层；运动强度Borg主观疲劳量表评分11~13；运动训练双上肢举哑铃（2 kg）抬肩、屈肘（每个动作3~5组，每组10个，每天3次）
术后≥5天	①呼吸训练：深呼吸（鼻吸口呼，缩唇呼吸，深吸慢呼，每次3~5组，每组做20~30个，每天3次） ②咳嗽训练：患者双手置于腹部或肋弓两侧，缓慢吸气至最大，尽可能快的用腹部发力咳嗽，3~4个咳嗽为一组，做3~5组，每天3次 ③预防血栓：气压治疗；床上便携式踏车10~15分钟；踝泵每30分钟20个；离床活动 ④运动训练：功率车累计30~60分钟，运动强度以自我主管感觉有点累为宜（Borg主观疲劳量表评分11~13）；双上肢举哑铃（2 kg）抬肩、屈肘（每个动作3~5组，每组10个，每天3次）。

4. 术后呼吸训练

术后呼吸训练可预防肺不张、促进肺复张、预防肺部感染、促进引流、促进早日拔管、预防术后粘连等。患者生命体征相对平稳、无活动性出血、患者主观能配合时，呼吸训练于术后当天便开始，由物理治疗师制订活动计划并指导患者活动。（见表7-3）

（六）出院指导及随访

出院指导及随访由护士完成，教育患者回家后康复相关训练，并通过随访督导康复执行情况，评估患者心肺功能等，对于出院后心肺功能恢复不理想患者，需召集患者，通知物理治疗师集中康复训练。

附 录

一、肺康复相关

[1] 加速康复外科在肺切除患者中的临床应用：一项 1 749 例病例的回顾性研究

【摘要】背景：旨在评估快速康复外科对接受肺癌手术患者的影响。方法：本文回顾性地纳入了 1 749 例接受了肺切除手术的肺癌患者，并根据入院时间将患者分为两个组（常规组和 ERAS 组），通过 Logistic 回归分析探究术后肺部并发症（postoperative pulmonary complication，PPC）的危险因素。结果：1 749 例患者中有 691 例和 1 058 例患者被分别分到了 ERAS 组和常规组。ERAS 组患者的术后住院时间（length of stage，LOS）（4.0 vs 6.0 天，$P < 0.001$）和总 LOS 更短（10.0 vs 13.0 天，$P < 0.001$），总住院费用更低（$P < 0.001$），包括材料费（$P < 0.001$）和药物费用等（$P < 0.001$）。此外，ERAS 组 PPC 的发生率也较常规组更低（15.2% vs 19.5%，$P=0.022$）。而 ERAS 组中肺炎（8.4% vs 14.2%，$P < 0.001$）和肺不张（5.9% vs 9.8%，$P=0.004$）的发生率也显著较低。二元 Logistic 回归分析表明，ERAS 干预是 PPC 发生与否的独立影响因素（OR=0.601，95% CI：0.434~0.824，$P=0.002$），此外，年龄（OR=1.032，95% CI：1.018~1.046）、COPD（OR=1.792，95% CI：1.196~2.686）和 FEV$_1$（OR=0.205，95% CI：0.125~0.339）也是 PPC 的独立影响因素。结论：ERAS 能够显著改善患者的术后结局，包括缩短 LOS、降低住院费用和 PPC 发生率等，从而有利于肺癌患者的术后康复。

【关键词】快速康复外科；肺癌；术后肺部并发症；胸外科

文献来源：Wang C，Lai Y，Li P，Su J. Che G.Influence of enhanced recovery after surgery（ERAS）on patients receiving lung resection： a retrospective study of 1 749 cases[J]. BMC surgery，2021，21（1）：115.

[2] 综合肺康复是改善高危肺癌患者术后临床结局的有效方法：一项倾向评分匹配的回顾性队列研究

【摘要】背景：为探究综合肺康复（comprehensive pulmonary rehabilitation，CPR）在接受外科治疗的肺癌患者中的有效性和经济效益。方法：基于医疗记录开展了一项回顾性观察研究，共计纳入了 2 410 例在围手术期接受（干预组）或没有接受（对照组）CPR 的肺癌患者。比较干预组和对照组间的临床特征、住院时长（length of stay，LOS）、术后肺部并发症（postoperative pulmonary complication，PPC）和住院费用等差异。CPR 方案包括吸气肌训练（inspiratory muscle training，IMT）、有氧耐力训练和药物治疗。**结果：**在两组间进行了倾向性评分匹配分析，匹配比例为 1∶4。最终，匹配后的研究队列中，干预组共纳入 205 例患者，对照组共纳入 820 例患者。干预组的术后 LOS（5.0 vs 7.0 天，$P < 0.001$）和药物费用（7 146 vs 8 253¥，$P < 0.001$）明显低于对照组；并且，和对照组相比，干预组的 PPC 总体发生率显著降低（26.8% vs 36.7%，$P=0.008$），包括肺炎（10.7% vs 16.8%，$P=0.035$）和肺不张（8.8% vs 14.0%，$P=0.046$）。而多因素分析显示 CRP（OR=0.655，95% CI：0.430~0.865，$P=0.006$）、年龄 ≥ 70 岁（OR=1.919，95% CI：1.342~2.744，$P < 0.001$）、吸烟（OR=2.048，95% CI：1.552~2.704，$P < 0.001$）和 COPD（OR=1.158，95% CI：1.160~2.152，$P=0.004$）与 PPC 的发生显著相关。**结论：**本文中的回顾性队列研究表明，接受 CPR 的患者 PPC 发生率较低、术后 LOS 明显缩短，证明了 CPR 在接受外科治疗的高危肺癌患者中的重要临床价值。

【关键词】肺康复；胸部手术；肺叶切除术；肺癌

文献来源：Zhou K，Lai Y，Wang Y，et al. Comprehensive Pulmonary Rehabilitation is an Effective Way for Better Postoperative Outcomes in Surgical Lung Cancer Patients with Risk Factors： A Propensity Score–Matched Retrospective Cohort Study[J]. Cancer management and research，2020，12：8903–8912.

[3] 术前体能训练一周对肺功能受损的肺癌患者临床结局的影响：一项随机试验

【摘要】背景：探究有氧运动和呼吸运动相结合的术前体能训练对肺功能受损、接受手术治疗的肺癌患者的影响。**方法：**将 68 名预计术后 $FEV_1\% < 60\%$ 的患者随机分到干预组（术前有氧运动和呼吸运动一周）和对照组（常规术前准备）。统计两组患者的 6 分钟步行距离（6-MWD）、住院时间和其他临床变量。**结果：**干预组患者的 6-MWD 增加了 22.6 ± 27.0 m，而对照组仅增加了 2.7 ± 27.6 m（组间差异：19.9 m，95% CI：6.7~33.2，$P=0.004$），但两组的肺功能无明显差异。与对照组相比，干预组患者训练后的 EORTC-QLQ-30 情绪功能评分有显著提高。同时，干预组患者的 PPC 发生率显著降低（11.8%，4/34 vs 35.3%，12/34，$P=0.022$）、术后住院时间缩短［5.0（4.0~7.0）vs 8.0（7.0~10.0），$P < 0.001$］、费用更低，包括总费用［48 588.7（44 999.1~52 693.3）vs 52 445.3（49 002.9~61 994.0）¥，$P=0.016$］、材料费［23 350.8（18 300.6~26 421.9）vs 25，730.0（21 328.7~29 250.2）¥，$P=0.048$］和药品费用［7 230.0（6 661.9~8 347.4）vs 11 388.6（7 963.0~16 314.3）¥，$P < 0.001$］。**结论：**有氧运动和呼吸运动相结合的术前体能训练可以明显提高运动能力，降低 PPC 发生率，缩短住院时间，降低住院费用；因此，它在

肺功能受损、拟接受外科手术治疗肺癌患者的术前准备中具有较高的临床价值。

【关键词】训练；胸外科手术；肺癌；6分钟步行距离；肺叶切除术；肺功能

文献来源：Lai Y，Wang X，Zhou K，et al. Impact of one-week preoperative physical training on clinical outcomes of surgical lung cancer patients with limited lung function：a randomized trial[J]. Annals of translational medicine，2019，7（20）：544.

［4］短期高强度住院肺康复治疗在肺癌患者中可行且有效吗？

【摘要】背景：本研究旨在为拟接受外科手术治疗的肺癌患者制定术前短期住院肺康复方案，并探究其可行性、潜在的成本效益以及在减少术后肺部并发症（postoperative pulmonary complications，PPCs）和术后住院时间等方面的有效性。方法：对2014年3月1日至2015年6月30日期间住院的患者进行为期7天的高强度肺康复训练，该训练方案包含了吸气肌训练（inspiratory muscles training，IMT）和有氧耐力训练，而本研究纳入了我院胸外科行肺叶切除术的939例肺癌患者。结果：最终，这939例患者中有197名患者被分到了肺康复组（pulmonary rehabilitation，PR），742名患者被分到了非肺康复组（NPR）。PR组的总住院时间（14.7 ± 4.0 vs 16.7 ± 6.2 days，$P < 0.001$）和术后住院时间（6.2 ± 3.3 vs 8.3 ± 5.6 days，$P < 0.001$）均明显低于NPR组，同样，PR组的PPCs（18.3%，36/197 vs 26.1%，194/742，$P=0.022$）、肺炎（11.2%，22/197 vs 17.3%，128/742，$P=0.024$）和肺不张（6.6%，13/197 vs 12.3%，91/742，$P=0.038$）的发生率也显著较低。并且，针对PPCs、肺炎和肺不张的多因素分析显示，PR干预是PPCs［odds ratio（OR）=0.57，95% CI：0.47~0.93，$P=0.033$］和肺不张（OR=0.49，95% CI：0.26~0.91，$P=0.024$）的独立危险因素。结论：本研究证实，将IMT和有氧运动相结合的高强度肺康复训练在减少住院时间和降低PPCs发生率方面是有效的，且总体不增加住院费用，表明这种康复训练方案在外科肺癌病人术前准备方面具有较高的应用价值。

【关键词】肺康复；成本效益分析；肺癌；肺叶切除术

文献来源：Zhou K，Su J，Lai Y，et al. Short-term inpatient-based high-intensive pulmonary rehabilitation for lung cancer patients：is it feasible and effective ?[J]. Journal of thoracic disease，2017，9（11）：4486-4493.

［5］肺癌外科快速康复模式：一项基于随机对照试验的系统评价与Meta分析

【摘要】背景：加速外科康复模式是一种被广泛证实有效的多学科围手术期护理方案，但它在胸外科手术中的作用仍不清楚。这项基于随机对照试验（randomized controlled trials，RCTs）的系统评价旨在探究ERAS模式在肺癌手术方面的有效性和安全性。**材料与方法**：检索 PubMed 和 EMBASE 数据库中应用了 ERAS 方案的 RCTs，ERAS 方案需至少包含 2 个围手术期护理阶段中的 4 个护理措施。纳入研究间的异质性水平由 Cochrane 协作计算。若异质性明显则采取定性分析。本 Meta 分析合并的效应值为相对危险度（relative risk，RR）和加权均数差（weighted mean difference，WMD）。同时本文还探究了潜在的发表偏倚。**结果**：纳入 7 项 RCTs，共计 486 例患者。荟萃分析结果表明，ERAS 组患者的并发症发生率明显较低（RR=0.64，$P < 0.001$），尤其是肺部并发症（RR=0.43，$P < 0.001$）和手术相关并发症（RR=0.46，P=0.010）。而两组在住院死亡率（RR=0.70，P=0.58）和心血管并发症（RR=1.46，P=0.25）发生率方面无明显差异。定性分析后发现，多数的证据表明 ERAS 组患者的住院时间和重症监护室的停留时间显著缩短，且住院费用更低。Meta 分析中未发现明显的发表偏倚。**结论**：我们的研究证实针对肺癌手术开展 ERAS 模式能够有效地加快术后康复并节省住院费用，且不会损害患者安全性。

【关键词】加速康复外科；肺癌手术；发病率；系统评价；Meta 分析

文献来源：Li S，Zhou K，Che G，et al. Enhanced recovery programs in lung cancer surgery: systematic review and meta–analysis of randomized controlled trials[J]. Cancer management and research，2017，9：657–670.

[6] 肺癌患者肺叶切除术前短期综合肺康复训练：一项前瞻性随机试验

【摘要】**目的**：本研究旨在评估术前一周高强度、综合的高强度运动康复训练对具有术后肺部并发症（postoperative pulmonary complications，PPCs）高危因素肺癌患者的影响。**方法**：本文共纳入 101 名受试者，其中 51 名患者在术前接受了为期 7 天高强度的综合肺康复运动训练（干预组），其余 50 名患者则接受标准的术前护理（对照组）。主要结局指标为两组的 PPCs 发生率，次要结局指标包括血气变化、生活质量、呼气峰值流速、6 分钟步行距离等。**结果**：干预组 6 分钟步行距离 [22.9 ± 25.9 m vs 4.2 ± 9.2 m，组间差异：18.7 m，95% confidence interval（CI）：8.8~28.6，$P < 0.001$] 和呼气峰值流速（25.2 ± 24.6 L/min vs 4.2 ± 7.71 L/min，组间差异：21.0 L/min，95% CI：7.2~34.8，P=0.003）的增加幅度明显大于对照组。而干预组的总住院时间（15.6 ± 3.6 vs 17.7 ± 5.3 天，P=0.023）和术后住院时间（6.1 ± 3.0 vs 8.7 ± 4.6 天，P=0.001）明显短于对照组。同时，干预组 PPCs 的发生率也显著降低（9.8%，5/51 vs 28.0%，14/50，P=0.019），针对 PPCs 的多因素分析显示，短期综合肺康复训练是 PPCs 的一个独立风险因素（odds ratio=0.156，95% CI：0.037~0.649，P=0.011）。**结论**：本研究结果表明，对于伴有 PPCs 高危因素的肺癌患者，术前进行短期高强度的综合肺康复训练是可行且有益的。临

床试验注册号：ChiCTR-IOR-16008109。

【关键词】肺康复；肺癌；术后肺部并发症；肺叶切除术

文献来源：Lai Y，Su J，Qiu P，et al. Systematic short-term pulmonary rehabilitation before lung cancer lobectomy：a randomized trial[J]. Interactive cardiovascular and thoracic surgery，2017，25（3）：476-483.

[7] 老年肺癌患者术前一周高强度康复训练：一项前瞻性随机对照研究

【摘要】背景：作为一项较为新颖的治疗手段，术前肺康复（pulmonary rehabilitation，PR）已被广泛研究。然而，目前很少有文献探究术前短期强化 PR 在肺癌患者，尤其是拟接受择期手术的高龄患者中的作用。本文旨在探究包括吸气肌训练（inspiratory muscle training，IMT）和有氧耐力训练在内的术前短期肺康复训练在拟接受肺叶切除术的老年患者中的价值。方法：通过纳入 70 例年龄 ≥ 70 岁的受试者开展前瞻性随机对照试验。干预组（PR 组）患者术前接受全面的高强度 PR 训练一周，而对照组（NPR 组）仅接受常规的术前呼吸道管理。继而分析康复前后的 6 分钟步行距离（6-min walking distance，6-MWD）、呼气峰值流速（peak expiratory flow，PEF）和生活质量评分变化，以及术后肺部并发症（postoperative pulmonary complications，PPCs）的发生率。结果：PR 组和 NPR 组分别纳入了 30 例患者，两组的基线平衡。术前 PR 期间，PR 组患者 6-MWD（28.6 ± 18.2 vs 9.4 ± 27.0 m，组间差异：19.2 m，$P=0.029$）和 PEF（26.2 ± 22.5 vs 8.2 ± 10.3 L/min，组间差异：18.0 L/min，$P < 0.001$）的增长幅度明显更高，而 PR 组的平均术后住院时间（6.9 ± 4.4 vs 10.7 ± 6.4 天，$P=0.010$）和总住院时间（16.0 ± 4.5 vs 19.7 ± 6.5，$P=0.012$）明显较短。术后 30 天内 PR 组和 NPR 组中分别有 4 位（13.3%）和 11 位（36.7%）患者发生了 PPCs，两组存在明显差异（$P=0.037$）。结论：对于拟行择期手术的老年肺癌患者，结合 IMT 和有氧耐力训练的术前一周高强度训练是可行且有益的康复方案。

【关键词】高龄；术前肺康复；肺癌

文献来源：Lai Y，Huang J，Yang M，et al. Seven-day intensive preoperative rehabilitation for elderly patients with lung cancer：a randomized controlled trial[J]. The Journal of surgical research，2017，209：30-36.

[8] 短期高强度康复训练在行根治性手术的肺癌患者中的临床效果：一项三臂随机对照试验

【摘要】背景：术前康复（preoperative rehabilitation，PR）训练在肺癌治疗过程中的可行性和实用性一直存有争议。本文旨在探究相比于常规的吸气肌训练（inspiratory muscle training，IMT），短期高强度的康复训练是否更能改善患者的术后临床结局。方法：通过纳入接受手术治疗的肺癌患者开展一项三臂随机对照试验，比较两种训练方式和常规护理的效果差异。纳入的患者接受以下三种训练方案中的一种：①将 IMT 与常规阻力训练结合的高强度肺康复训练（PR 组）；②常规 IMT 训练（IMT 组）；③常规术前准备（对照组）。主要观察指标为术后 30 天内的肺部并发症（post-operative pulmonary complications，PPCs）发生率，次要观察指标包括住院时间、生活质量（quality of life，QoL）评分、6 分钟步行距离（6-min walk distance，6-MWD）和呼气峰值流速（peak expiratory flow，PEF）。结果：共 90 例纳入患者被随机分到 3 组，每组均为 30 例。结果表明，与对照组相比，PR 组 6-MWD（32.67 m，$P=0.002$）、PER（14.3 L/min，$P=0.001$）和质量评分（3.7，$P=0.035$）明显较高，且术后住院时间显著缩短（3.6 天，$P=0.001$）。而 PR 组患者发生的 PPCs 严重程度（Ⅱ-Ⅳ）也较低。结论：这种将 IMT 与常规阻力训练结合的短期高强度住院康复训练的效果明显优于常规的 IMT 方案，表明这种肺康复方案对接受治疗的肺癌患者而言是可行有效的，尤其是伴有手术相关危险因素的患者。

【关键词】短期；高强度；术前康复；肺癌

文献来源：Huang J，Lai Y，Zhou X，et al. Short-term high-intensity rehabilitation in radically treated lung cancer：a three-armed randomized controlled trial [J]. Journal of thoracic disease，2017，9（7）：1919-1929.

[9] 加速康复外科在我国各区域医院胸外科的应用现状分析

【摘要】目的：分析目前加速康复外科（ERAS）在我国各区域医院胸外科的应用现状和面临的困难。方法：对注册参加第一届胸科 ERAS 华西论坛的医护代表回复的 773 份有效问卷按照地域分区进行分析，问卷内容主要包括两部分：①调查对象单位及个人基本情况；② ERAS 相关的 10 个问题。结果：①各区域（四川省、直辖市、东部、西部、南部、北部）分别有 83.57%、83.82%、89.58%、93.75%、94.74%、92.86% 的医护人员认为 ERAS 应适用于所有外科；61.84%、60.29%、65.97%、81.25%、73.68%、75.00% 认为目前 ERAS 是理念大于实践；77.99%、80.88%、74.31%、78.13%、83.33%、69.64% 认为平均住院日、患者感受和社会满意度均为 ERAS 的评价标准;58.50%、63.24%、54.86%、62.50%、70.18%、58.93% 认为方案不成熟、无共识与规范以及医患安全无保障是 ERAS 应用依从性差的主要因素。② 63.23%、67.65%、59.72%、68.75%、

72.81%、67.86% 认为外科为主的联合、学科整合和医护一体是 ERAS 方案实施的最佳团队组合；43.73%、44.12%、43.75%、46.88%、59.65%、41.07% 认为多学科协作、外科为主的多模式和外科制定方案均是 ERAS 方案实施的最佳模式；72.98%、69.12%、62.50%、65.63%、80.70%、55.36% 认为 ERAS 规范与共识、现状与进展、项目与实施应为会议的主要内容。**结论：**各区域胸外科医护人员对 ERAS 的临床应用有较为一致的观点，学科整合、医护一体和多学科、多模式协作是 ERAS 方案实施的最佳团队与最佳模式。

　　【关键词】加速康复外科；胸外科；区域；问卷调查

　　文献来源：郑娥，沈诚，王维，等.加速康复外科在中国大陆各区域医院胸外科的应用现状分析 [J]. 中国胸心血管外科临床杂志，2018，25（8）：681–686.

［10］腔镜肺叶切除术器械包需要优化吗？

　　【摘要】目的：探索优化的器械包能否满足胸腔镜解剖性肺切除术的需要及其临床优势。**方法：**分析 2016 年 10 月至 2017 年 1 月四川大学华西医院胸外科连续 200 例行肺叶或肺段切除术的肺癌患者的临床资料，其中男 78 例、女 122 例，年龄 56.8（24~83）岁。按器械包不同分为常规组和改良组，每组各 100 例，观察两组手术总时间、出血量、器械清点时间等。**结果：**改良组与常规组平均肺叶切除时间 ［（117.62±42.52）分钟 vs（120.48±40.62）ml，P=0.112］和术中出血量 ［（53.14±50.69）分钟 vs（56.10±49.87）ml，P=0.231］差异均无统计学意义。常规组器械使用率（58.02%±2.39%）显著低于改良组（94.00%±1.48%，P=0.014）。常规组器械清点时间、安装时间和清洗时间 ［（112.00±26.00）s，（70.00±15.00）s，（1 010.00±130.00）s］均显著长于改良 ［（65.00±23.00）s，（20.00±4.00）s，（665.00±69.00）s，P=0.028，P=0.011，P=0.039］；差异有统计学意义。常规组特殊器械包器械费用显著高于改良组 ［（17 7574.00±14 438.00）vs（13 2027.00±10 311.00）¥，P=0.032］。**结论：**胸腔镜改良器械包提高器械使用率和工作效率，且不影响肺叶切除时间及出血量。

　　【关键词】胸腔镜手术；器械包；肺癌

　　文献来源：涂雪花，张祥蓉，郝淼，等.胸腔镜肺叶切除术器械包需要优化吗？[J]. 中国胸心血管外科临床杂志，2018，25（11）：967–970.

［11］癌患者围手术期振动正压呼气训练有助于加速康复吗？

　　【摘要】背景：与目的振动正压呼气（oscillatory positive expiratory pressure，OPEP）训练是一种通过正压呼气装置（acapella）进行的呼吸训练。OPEP 在慢性阻塞性肺疾病、支气管扩张症、肺囊肿等疾病的临床价值已经得到广泛探讨，但其在肺癌手术患者围手术期的应用价值尚有待探索。本研究旨在探索围手术期进行振动正压呼气训练对胸腔镜肺癌患者术后并发症发生率、肺功能、生活质量的影响。**方法**：前瞻性收集 2017 年 9 月 15 日—2018 年 1 月 15 日四川大学华西医院胸外科单个医疗组行胸腔镜肺叶切除的原发性非小细胞癌患者 69 例，随机分成实验组（35 例）和对照组（34 例）。实验组（acapella group, AG）围手术期采用振动正压呼气训练，对照组（control group, CG）进行常规围手术期处理。对比分析两组在术后并发症发生率、肺功能、生活质量方面的差异。**结果**：术后肺部并发症和肺不张在 AG（2.9%，0.0%）显著低于 CG（20.6%，14.7%）（$P=0.03$，$P=0.03$）；平均住院日和术后住院日在 AG（10.86±5.64，5.09±4.55）d 显著短于 CG（14.41±4.58，7.59±3.21）d（$P=0.01$，$P=0.01$）；住院药物费用在 AG（4 413.60±1 772.35）\$ 显著低于 CG（6 490.35±3 367.66）\$（$P=0.01$）。出院当日第 1 秒用力呼气容积（forced expiratory volume in the first second，FEV_1）和呼气峰流速（peak expiratory flow，PEF）在 AG［（1.50±0.32）L，（252.06±75.27）L/min］显著高于 CG［（1.34±0.19）L，（216.94±49.72）L/min］（$P=0.03$，$P=0.03$）。**结论**：肺癌患者围手术期使用振动正压呼气训练有助于降低肺部并发症，同时能够加速患者康复。

【关键词】关键词：振动正压呼气训练；正压呼气装置；肺肿瘤；胸腔镜肺叶切除术

文献来源：李鹏飞，赖玉田，周坤，等 . 肺癌患者围手术期振动正压呼气训练有助于加速康复吗？[J]. 中国肺癌杂志，2018，21（12）：890–895.

[12] 加速康复外科团队中手术室护士的观点——问卷调查结果分析

【摘要】目的：探讨手术室护士对加速康复外科的理解。**方法**：对华西医院手术室 215 名护士［平均年龄（33.4±8.8）岁，男 10 例（4.7%），女 205 例（95.3%）］进行加速康复相关问卷调查，并对问卷结果进行分析。**结果**：① 71.6% 的手术室护士认为 ERAS 临床现状是理念大于实践，国外应用优于国内（15.8%），国内临床应用差。②认为 ERAS 成功与否的标准应是平均住院时间、患者感受及社会满意度的护士占 84.2%；78.1% 的护士认为团队建设是 ERAS 成功的关键。③ ERAS 共识与规范的研究与应用是临床推广的主要模式（91.2%），会议或论坛的主要内容应是宣传规范与共识（94.4%）。**结论**：ERAS 理念已得到大家认可，团队建设是 ERAS 最佳实现模式。

【关键词】加速康复外科；问卷调查；手术室护士

文献来源：邱姝婷，张祥蓉，车国卫，等 . 加速康复外科团队中手术室护士的观点——问卷调查结果分析 [J]. 中国胸心血管外科临床杂志，2017，24（7）：543–546.

[13] 加速康复外科在中国大陆胸外科临床现状——基于胸外科医生及护士调查分析

【摘要】背景与目的：虽然加速康复外科理念近年来已逐渐被外科医生所熟悉和应用于临床实践中，但目前关于我国大陆胸外科医师对 ERAS 理念的认知和应用现状如何仍不清楚。本研究基于对参会胸外科医生和护士进行 ERAS 相关问题的问卷调查结果，分析加速康复外科在胸外科的应用现状和面临的困难。**方法：**对参与第一届胸科 ERAS 华西论坛代表回复的 773 份有效问卷进行分析，问卷内容主要包括两部分：一是被调查人单位情况及个人基本情况；二是加速康复外科相关的 10 个问题。**结果：**① ERAS 的临床应用现状为理念大于实践，69.6% 的医生和 58.7% 的护士认同此观点；88.5% 的医生和 85.7% 护士均认为 ERAS 理念适用于所有外科。② ERAS 临床应用依从性差的主要原因是方案不成熟、无共识和规范（55.6% 的医生和 69.1% 的护士）。③ ERAS 临床实施的最佳团队组合是外科为主的学科协作及医护一体（62.1% 的医生和 70.7% 的护士）。④ 73.7% 的医生和 81.9% 的护士认为 ERAS 的评价标准应为：平均住院日、患者感受和社会满意度进行综合评价。**结论：**加速康复外科在胸外科应用现状仍然是理念大于实践，主要原因是缺乏临床可用的规范和方案。

【关键词】加速康复外科；胸外科；调查问卷；中国大陆

文献来源：杜娜，郭成林，杨梅，等 . 加速康复外科在中国大陆胸外科临床现状——基于胸外科医生及护士调查分析 [J]. 中国肺癌杂志，2017，20（3）：157-162.

[14] 术前短期综合肺康复训练对肺癌合并轻中度慢性阻塞性肺疾病患者的影响：一项前瞻性随机对照试验

【摘要】背景与目的：围手术期肺康复训练计划能够加速肺癌手术患者的术后快速康复，但是其应用方案、时间等仍未统一。肺癌合并 COPD 的手术患者，由于其相对较差的肺功能及心肺耐力，一直以来，都是肺部相关并发症的高危人群。本研究旨在探讨术前短期综合肺康复训练对肺癌合并轻中度 COPD 手术患者的影响。**方法：**前瞻性分析 2015 年 3 月 11 日—2015 年 11 月 31 日四川大学华西医院胸外科行肺叶切除的原发性非小细胞癌合并轻中度 COPD 患者 48 例，随机分成实验组和对照组；实验组患者术前完成一周短期综合肺康复方案，包括以雾化吸入普米克令舒、特布他林和沐舒坦静脉滴注为主的药物康复以及呼吸训练 + 耐力训练（NuStep）的物理康复；而对照组患者按常规术前准备进行。**结果：**最终 24 例患者纳入实验组，24 例患者纳入对照组；实验组患者的术后住院时间 [（6.17±2.91）d vs（8.08±2.21）d；P=0.013] 和术后抗生素使用时间 [（3.61±2.53）d vs（5.36±3.12）d；P=0.032] 低于对照组，总住院费用 [（46 455.6±5 080.9）vs（45 536.0±4 195.8）¥，P=0.498]、住院材料费用［（21 155.5 ± 10 512.1）vs（21 488.8 ± 3 470.6）¥，*P*=0.883］、住院药物费用［（7 760.3 ± 2 366.0）vs（6 993.0 ± 2 022.5）¥，*P*=0.223］在两组间均无统计学差异；实验组患者对比训练前后，PEF［（268.40 ± 123.94）vs（343.71 ± 123.92）L/min；*P* < 0.001］、6分钟运动距离（6-min walk distance，6-MWD）［（595.42 ± 106.74）vs（620.90 ± 99.27）m；*P*=0.004］及能量消耗［（59.93 ± 10.61 vs（61.03 ± 10.47）kcal；*P*=0.004］提高；术后肺部相关并发症（postoperative pulmonary complications，PPCs）发生率（8.3%，2/24 vs 20.8%，5/24，*P*=0.416）差异无统计学意义。**结论：**术前短期综合肺康复训练能够提高肺癌合并轻中度慢性阻塞性肺病患者心肺耐力，加速患者术后快速康复，可作为术前快速康复计划的重要部分。

【关键词】肺肿瘤；COPD；肺康复训练

文献来源：赖玉田，苏建华，杨梅，等.术前短期综合肺康复训练对肺癌合并轻中度慢性阻塞性肺病患者的影响：一项前瞻性随机对照试验 [J]. 中国肺癌杂志，2016，19（11）：746–753.

［15］肺癌术后短期中链甘油三酯饮食临床效果的前瞻性随机研究

【摘要】背景与目的：中链甘油三酯（medium chain triglyceride，MCT）饮食有助于外科手术患者快速康复，本研究将短期 MCT 食谱应用于肺癌患者术后早期饮食，探讨肺癌患者术后应用 MCT 的临床效果。**方法：**2015 年 12 月—2016 年 3 月四川大学华西胸外科单个医疗组肺癌切除术患者纳入研究患者 117 例，随机分为 MCT 组（62 例）和常规饮食组（routine diet group，RDG）（55 例）。分析两组患者术后白蛋白、肛门排气时间、胸腔闭式引流量及胸腔闭式引流管留置时间、术后住院日、住院费用。**结果：**MCT 组患者术后肛门排气时间［（27.87 ± 14.38）小时］短于 RDG 组［（45.18 ± 8.62）小时］（*P* < 0.001）；术后胸腔引流管留置时间在 MCT 组［（75.40 ± 48.41）小时］少于 RDG 组［（110.64 ± 94.19）小时］（*P*=0.025）；术后胸腔引流量在 MCT［395 mL］组少于 RDG 组［590 mL］（*P*=0.027）。术后住院日在 MCT 组［（5.26 ± 2.96）d）］短于 RDG 组［（6.73 ± 3.99）d］（*P*=0.030）。血浆白蛋白术后 MCT 组［（37.26 ± 2.70）g/L］高于 RDG 组［（35.92 ± 3.12）g/L］（*P*=0.023）。**结论：**肺癌患者术后短期应用 MCT 饮食有助于改善胃肠功能快速恢复，且缩短术后住院时间。

【关键词】肺肿瘤；中链甘油三酯；胃肠功能；快速康复

文献来源：杜娜，饶志勇，车国卫，等.肺癌术后短期中链甘油三酯饮食临床效果的前瞻性随机研究 [J]. 中国肺癌杂志，2016，19（12）：821–826.

[16] 胸腔镜肺叶切除术：器械包模块化应用的临床评价

【摘要】目的：评价胸腔镜肺叶切除术（VATS）手术器械包模块化管理临床应用及其效果。**方法：**选择 60 例行肺叶切除术的肺病患者，其中男性 29 例，女性 31 例；年龄 22~78 岁，平均年龄 50.3 岁。以 2013 年 2 月以前的 VATS 手术器械包作为常规组（30 例），2013 年 2 月后 VATS 手术器械包作为模块化组（30 例），即能量系统、成像系统、组织分离与止血系统及基础器械包等 4 种模块化器械包，组合使用。观察两组手术总时间、肺叶切除手术时间及出血量；器械包的质量、清点及清洗器械时间。**结果：**①手术总时间在常规组显著长于模块化组［（110.59 ± 20.33）vs（80.67 ± 9.21）分钟，$P < 0.05$］；②肺叶切除术平均时间及平均出血量在常规组与模块化组之间比较［（40.13 ± 15.67）vs（35.33 ± 11.21）分钟，（53.67 ± 21.71）vs（60.47 ± 18.24）mL］，差异无统计学意义（$P > 0.05$）；③常规组器械包总质量显著高于模块化组［（3.63 ± 0.67）vs（2.85 ± 0.71）kg，$P < 0.05$］，常规组手术器械包器械使用率显著低于模块化组［（14.13 ± 2.67）%vs（93.47 ± 3.33）%，$P < 0.05$］；④清点及清洗器械时间在常规组均显著长于模块化组［（15.33 ± 5.13）vs（8.21 ± 2.77）分钟，（30.67 ± 8.71）vs（14.56 ± 6.89）分钟］，两组比较差异均有统计学意义（$P < 0.05$）。**结论：**VATS 器械包模块化管理显著提高护士工作效率且不影响肺叶切除时间及出血量。

【关键词】手术器械包；模块化；胸腔镜手术；肺叶切除术

文献来源：杨思悦，苏兰，龚仁蓉，等.胸腔镜肺叶切除术：器械包模块化应用的临床评价 [J]. 生物医学工程与临床，2014，18（3）：255-258.

[17] 影响肺癌手术住院费用和快速康复的临床因素分析

【摘要】背景与目的：肺癌手术方式变化对其住院费用和快速康复的影响不太明确，本研究旨在探讨肺癌患者外科治疗住院费用和术后快速康复的临床影响因素。**方法：**收集 2010 年 1 月—2011 年 10 月华西医院胸外科单个医疗组 176 例肺癌手术病例的临床资料进行分析。**结果：**胸腔镜肺叶切除术组住院费用（video-assisted thoracic surgery，VATS）（47 308.21\$）高于开胸手术组（45 664.31\$）（$P=0.007$）；体重指数（body mass index，BMI）≥ 24 kg/m^2 患者的住院费用（51 186.99\$）高于 BMI < 24 kg/m^2（41 701.64\$）的肺癌患者（$P=0.032$）。住院日 VATS 手术组（5.70 d）短于开胸手术组（7.10 d）（$P < 0.001$）。**结论：**手术方式和肺康复训练有助于肺癌手术患者术后的快速康复，但也增加了住院费用。

【关键词】住院费用；快速康复；外科治疗；肺癌

文献来源：苏建华，喻鹏铭，周渝斌，等.影响肺癌手术住院费用和快速康复的临床因素分析 [J]. 中国肺癌杂志，2014，17（7）：536-540.

[18] SF-36 量表评价胸外科住院患者生活质量的信度和效度

【摘要】目的： 评价 SF-36 量表用于特定区域医学中心胸外科住院患者生活质量的信度和效度，以帮助该群体治疗和护理计划的制订。**方法：** 选取在 2012 年 3-5 月期间就诊于华西医院胸外科的患者 95 例，其中有效问卷 94 例，男 68 例，女 26 例，平均年龄（62.0±13.0）岁，术前诊断：肺鳞癌 8 例，肺腺癌 6 例，肺小细胞癌 1 例，食管癌 12 例，不明性质肺肿块 67 例。术后诊断：肺鳞癌 39 例，肺腺癌 28 例，肺小细胞癌 8 例，食管癌 12 例，肺结核 3 例，肺炎性假瘤 4 例。以 SF-36 量表中文版作为生活质量评价工具，以 Cronbach's α 系数和分半信度评价其信度，因子分析评价其效度。**结果：** SF-36 量表测量的各维度 Cronbach's α 系数为生理机能（PF）0.873，生理职能（RP）0.859，躯体疼痛（BP）0.888，一般健康状况（GH）0.721，精力（VT）0.899，社会职能（SF）0.852，情感职能（RE）0.872，精神健康（MH）0.598，分半信度系数为生理机能（PF）0.725，生理职能（RP）0.784，躯体疼痛（BP）0.789，一般健康状况（GH）0.758，精力（VT）0.749，社会职能（SF）0.745，情感职能（RE）0.740，精神健康（MH）0.426，结构效度检验共提取 9 个公因子，基本反映了量表的 8 个维度，与量表的结构构思基本相符。**结论：** SF-36 量表用于评价胸外科住院患者生活质量具有可靠的信度和效度。

【关键词】 胸外科；生活质量；SF-36 量表；信度；效度

文献来源： 宋志芳，韩兆杰，林琳，等 .SF-36 量表评价胸外科住院患者生活质量的信度和效度 [J]. 中国胸心血管外科临床杂志，2014，21（2）：164-167.

[19] 术前肺康复对肺癌合并中 - 重度慢性阻塞性肺疾病患者运动耐力的影响

【摘要】目的： 评估术前肺康复（PR）对肺癌合并中 - 重度慢性阻塞性肺疾病（COPD）患者运动耐力的影响。**方法：** 选择 2009 年 3 月至 2010 年 8 月华西医院胸外科收治 32 例肺癌伴中 - 重度 COPD 患者作为研究对象，其中 30 例完成术前为期 2 周的肺康复训练并接受手术治疗，男 18 例，女 12 例；年龄 62.5±7.7 岁。中度 COPD 12 例，重度 COPD 18 例；康复前后均进行心、肺功能评估，并分析这些患者的术后肺部并发症发生情况及住院时间。**结果：** ①静态肺功能试验中第 1 秒用力肺活量（FEV_1）、第 1 秒用力肺活量百分比（$FEV_1\%$）、第 1 秒用力肺活量与用力肺活量比（FEV_1/FVC）、最大通气量（MVV）康复后较康复前（1.30±0.30 L vs 1.24±0.40 L，59.19±18.00 L vs 51.89±14.00 L，47.74±12.00 L vs 46.59±10.00 L，56.63±13.00 L vs 49.67±13.00 L）增加不显著（$P > 0.05$）；一氧化碳弥散能力（DLco）康复前和康复后（19.38±18.00 L vs 15.38±4.10 L）变化不明显（$P > 0.05$）。② 6 分钟步行距离（6-MWD）在肺康复后显著高于康复前（594.87±116.00 m vs 502.67±157.00 m，$P < 0.05$）；呼吸困难指数（Borg

指数）在康复后显著低于康复前（0.12 ± 0.10 vs 0.26 ± 0.20，$P < 0.05$）；疲劳指数在康复后显著低于康复前（0.12 ± 0.10 vs 0.24 ± 0.20，$P < 0.05$）。③呼气峰流速（PEF）在康复后显著高于康复前（255.33 ± 70.00 L/min vs 209.33 ± 66.00 L/min，$P < 0.05$）。④ 30 例接受手术治疗患者，围手术期无死亡（术后 30 天内），术后出现肺部并发症（PPC）8 例，术后平均住院时间为 8.0 ± 2.4 天。**结论**：术前肺康复可提高肺癌伴中 – 重度 COPD 患者的运动耐力，可能对肺癌伴中重度 COPD 患者降低术后肺部并发症有所帮助。

【关键词】 肺癌；慢性阻塞性肺疾病；肺康复；肺叶切除术

文献来源：沈春辉，梅龙勇，喻鹏铭，等 . 术前肺康复对肺癌合并中 – 重度慢性阻塞性肺疾病患者运动耐力的影响 [J]. 中国胸心血管外科临床杂志，2011，18（6）：514–517.

二、引流管相关

[1] 腔镜肺切除术后选择性地不安置胸腔引流管是安全可行的：Meta 分析

【摘要】背景：探究胸腔镜肺切除术后不安置胸腔引流管（no chest tube placement，NCT）的可行性和安全性。**方法**：全面检索 PubMed、EMBASE、Web of Science 和 Cochrane Library 等数据库比较胸腔镜肺切除术后 NCT 与安置胸引管（chest tube placement，CTP）差异的相关研究，提取并合并计算围手术期临床结局的相关数据，并进行基于手术方式（楔形）的亚组分析。通过 MINORS 工具评价纳入文献的方法学质量。**结果**：纳入 9 项研究，共计 918 名患者。其中 NCT 和 CTP 组的患者分别有 461 和 457 例患者。NCT 组患者的术后住院时间较 CTP 组明显缩短 [standardized mean difference（SMD）=–0.80；95% confidence interval（CI），–1.13 to –0.47，$P < 0.001$]，并且 NCT 组患者术后 1 天（SMD=–0.41，95% CI：–0.75 to –0.07，P=0.02）、术后 2 天（SMD=–0.41，95% CI：–0.75 to –0.07，P=0.02）的疼痛程度显著低于 CTP 组。但两组的 30 天并发症发病率 [relative ratio（RR）=1.01，95% CI：0.59~1.74，P=0.97] 和再干预率（RR=0.89，95% CI：0.33–2.40，P=0.57）没有差异。两组均未出现围手术期死亡病例。敏感性分析表明结果稳定可靠，亚组分析显示手术方式对两组间围手术期并发症率有一定影响，但对住院时间无明显影响。**结论**：本 Meta 分析表明部分经过选择的、接受肺切除术的患者在术后不安置胸腔引流管是安全可行的，但仍需更多的随机对照研究来验证这一结论。

【关键词】 肺切除手术；Meta 分析；电视辅助胸腔镜手术；胸腔引流管

文献来源：Li P，Shen C，Wu Y，et al. It is safe and feasible to omit the chest tube postoperatively for selected patients receiving thoracoscopic pulmonary resection：a meta–analysis[J]. Journal of thoracic disease，2018，10（5）：2712–2721.

［2］肺癌患者在接受肺叶切除术后将 Foley 导尿管作为胸腔引流管使用安全可行吗？一项 441 例病例的前瞻性队列研究

【摘要】目的：旨在探究 Foley 导尿管在肺癌患者行电视辅助胸腔镜（video-assisted thoracoscopic surgery，VATS）肺叶切除术后作为胸腔引流管使用的可行性和安全性。方法：纳入 441 例行 VATS 肺叶切除手术的患者，其中 208 名患者使用的 Foley 导尿管，233 例患者使用的 28-F 导管。结果：Foley 导尿管组患者的平均术后拔管时间（2.6±1.3 vs 3.5±2.0 天，$P < 0.001$）和住院时间（3.8±2.5 vs 5.2±4.1 天，$P < 0.001$）明显较短，而 28-F 导管患者术后疼痛程度更重，具体表现为术后 6 小时（$P=0.025$）、48 小时（$P < 0.001$）、拔管后 6 小时（$P < 0.001$）、24 小时（$P < 0.001$）、48 小时（$P < 0.001$）、72 小时（$P < 0.001$）、30 天（$P < 0.001$）和 90 天的 VAS 评分显著更高。两组的 PPC 发生率无显著差异，但 28-F 组患者引流管切口处皮肤愈合不良的发生率明显高于 Foley 导尿管组（11.6%，27/233 vs 5.8%，12/208，$P=0.043$）。结论：本研究发现，与 28-F 导管相比，Foley 导尿管作为胸腔引流管使用能够明显降低患者疼痛、缩短拔管时间和住院时间、降低引流管切口皮肤愈合不良的发生率。这些结果表明将 Foley 导尿管作为肺癌患者 VATS 肺叶切除术后的胸腔引流管使用是安全可行的。

【关键词】肺癌；肺叶切除；Foley 导尿管；可行性

文献来源：Lai Y，Wang X，Zhou H，et al. Is it safe and practical to use a Foley catheter as a chest tube for lung cancer patients after lobectomy？ A prospective cohort study with 441 cases[J]. International journal of surgery（London，England），2018，56：215-220.

［3］胸腔镜肺叶切除术后 16F 尿管胸腔引流可行性的前瞻性队列研究

【摘要】目的：探讨胸腔镜肺叶切除术（video-assisted thoracic surgery，VATS）后应用 16 F 尿管行胸腔引流是否增加了术后并发症及其较 28 F 引流管的临床优势。方法：2015 年 10—12 月四川大学华西医院胸外科连续收治 102 例肺癌行 VATS 肺叶切除术患者，分别应用 16 F 尿管（16 F 组，49 例）和 28 F 引流管（28 F 组，53 例）行胸腔引流，分析术后胸腔积气、积液、30 天后胸腔积液、术后住院时间、引流量、引流持续时间、术后引流管拆线时间、视觉疼痛评分（VAS）评分和舒适度及引流口愈合情况。

结果：16 F 组胸腔引流总量少于 28 F 组，差异有统计学意义［（587.3±323.7）vs（824.1±444.3）ml，$P=0.000$］。两组患者术后肺部并发症发生率（16 F 组，30.6%；28 F 组，28.3%）差异无统计学意义（$P=0.102$）。16 F 组皮下气肿发生率（60.0%）显著高于 28 F 组（6.7%，$P=0.011$），16 F 组再置管率（2.0%）低于 28 F 组（5.7%，$P=0.048$）。16 F 组引流时间和术后住院时间［（54.2±28.6）小时，（4.2±1.4）d］均显著短于 28 F 组［（95.6±65.5）小时，（6.5±3.0）d，

P=0.000，*P*=0.000）］。16 F 组引流管口拆线时间显著短于 28 F 组［（8.1 ± 1.2）d vs（14.3 ± 4.1）d，*P*=0.033］。而 16 F 组引流管口 I 级愈合率（100.0%）显著高于 28 F 组（58.5%，*P*=0.014）。**结论：**胸腔镜肺叶切除术后用 16 F 尿管行胸腔引流可行，且有助于患者快速康复。

【关键词】16 F 尿管；胸腔镜肺叶切除术；快速康复

文献来源：周洪霞，杨梅，廖虎，等 . 胸腔镜肺叶切除术后 16 F 尿管胸腔引流可行性的前瞻性队列研究 [J]. 中国胸心血管外科临床杂志，2016，23（4）：334-340.

［4］胸腔镜肺癌肺叶切除术后 16F 较 28F 胸腔引流管应用的临床优势

【摘要】背景与目的：微创胸外科术后管理仍沿用开放术后的方式，尤其是胸腔引流管的术后管理，本研究探讨胸腔镜（video-assisted thoracic surgery，VATS）肺叶切除术后应用胸腔引流管（16 F）对切口愈合延迟的影响，是否因引流管管径小而导致相关并发症的增多。**方法：**选取 2014 年 2 月—2014 年 5 月四川大学华西医院连续收治的 163 例肺癌行 VATS 肺叶切除术，分别应用引流管 28 F（75 例）和 16 F（88 例），分析术后胸腔积气、积液、皮下气肿、引流管持续时间、术后住院日、术后引流管拆线时间和切口愈合率。**结果：**平均引流量和心律失常发生率在 16 F 组［（365 ± 106）m L，14.67%］明显低于 28 F 组［（665 ± 217）m L，4.5%］（*P*=0.030，1，*P*=0.047）；术后胸腔积气、积液和皮下气肿在 28 F 组发生率（4.00%，0.0%，7.50%）与 16 F 组（4.50%，3.41%，6.82%）均无统计学差异（*P* < 0.999，*P*=0.253，*P*=0.789）；引流管持续时间及术后平均住院日在 16F 组［（22.1 ± 11.8）小时，（4.23 ± 0.05）d］与 28 F 组［（28.4 ± 16.12）小时，（4.57 ± 0.16）d］均无统计学差异（*P*=0.12，*P*=0.078）；引流管拆线时间在 16 F 组（7.05 ± 2.11）d 明显短于 28 F 组（14.33 ± 3.87）d（*P*=0.034）；切口一级愈合率在 16 F 组（95.45%）明显高于 28 F 组（77.73%）（*P*=0.039）。**结论：**胸腔镜肺叶切除术后 16 F 和 28 F 引流临床效果相当，而 16 F 有助于引流管口快速愈合。

【关键词】胸腔引流管大小；胸腔镜肺叶切除术；肺肿瘤

文献来源：杨梅，樊骏，周红霞，等 . 胸腔镜肺癌肺叶切除术后 16 F 较 28F 胸腔引流管应用的临床优势 [J]. 中国肺癌杂志，2015，18（8）：512-517.

［5］胸腔镜肺叶切除术后引流管管径对患者舒适度影响的前瞻性队列研究

【摘要】目的：探讨胸腔镜肺叶切除术后 16F 和 28F 引流管对患者术后舒适度的影响。**方法：**2014 年 2—5 月我院连续收治 163 例肺癌患者，其中男 70 例、女 93 例，行 VATS 肺叶切除术。按引流管大小将患者分为两组：28F 组，应用引流管 28F，75 例，年龄（53.18 ± 14.73）岁；16F 组，88 例，年龄（56.62±12.62）岁。根据患者术后疼痛、心率、呼吸频率和活动度（日常生活能力）来评价患者舒适度。**结果**：两组患者临床特征及手术方式相似。16F 组术后第 1 天、2 天、3 天心率变化幅度均低于 28F 组，且差异有统计学意义［（9.67±3.33）次 / 分 vs（18.54±5.33）次 / 分，$P=0.037$；（7.89±2.88）次 / 分 vs（19.01±4.67）次 / 分，$P=0.045$；（7.67±3.01）次 / 分 vs（20.88±5.34）次 / 分，$P=0.021$］。术后 3 天内，16F 组轻度疼痛患者比例（77.65% vs 49.78%，$P=0.023$）、自主下床活动患者比例（67.05% vs 45.78%，$P=0.023$）、（67.05% vs 55.11%，$P=0.026$）均高于 28F 组，且差异有统计学意义。**结论**：胸腔镜肺叶切除术后应用细引流管有助于提高术后患者舒适度。

【关键词】胸腔闭式引流；舒适度；胸腔镜肺叶切除术

文献来源：马丹，杨梅，樊骏，等 . 胸腔镜肺叶切除术后引流管管径对患者舒适度影响的前瞻性队列研究 [J]. 中国胸心血管外科临床杂志，2015，22（10）：928-931.

[6] 单胸腔引流管在肺癌术后快速康复中的应用

【摘要】目的：比较肺癌肺叶切除术后单、双胸腔引流管的临床效果及单胸腔引流管在快速康复中的应用。**方法**：纳入 2009 年 3—12 月四川大学华西医院 93 例肺癌患者，将其分为单胸腔引流管组［46 例，男 39 例、女 7 例，年龄（58.4±9.5）岁］和双胸腔引流管组［（47 例，男 32 例、女 15 例，年龄（58.2±9.0）岁］。观察两组的引流量、引流管持续时间、术后住院时间、拔管后积气与积液。**结果**：双胸腔引流管组中全胸腔镜肺叶切除术（video-assisted thoracic surgery，VATS）患者数显著高于单胸腔引流管组，而开胸手术数显著少于单胸腔引流管组（$P < 0.05$）。双胸腔引流管组引流量显著多于单胸腔引流管组［（824.4±612.5）ml vs（510.7±406.7）ml，$P < 0.05$］。单胸腔引流管组与双胸腔引流管组术后带管时间、住院时间、皮下气肿、胸腔积气、积液和再次置管差异均无统计学意义（$P > 0.05$）。**结论**：肺癌肺叶切除术单胸腔引流管引流效果优于或与双胸腔引流管效果相当，且带管时间有缩短的趋势。

【关键词】胸腔引流管；肺叶切除术；肺肿瘤

文献来源：韩兆杰，宋志芳，苏建华，等 . 单胸腔引流管在肺癌术后快速康复中的应用 [J]. 中国胸心血管外科临床杂志，2014，21（1）：7-10.

[7] 肺癌合并慢性阻塞性肺病和手术方式对患者术后快速康复及治疗费用的影响

【摘要】目的：探索影响肺癌患者术后快速康复的相关临床因素及治疗费用，探讨术后快速康复的临床途径及其临床价值。**方法**：回顾性分析华西医院同一医疗组从 2010 年 1 月—2011 年 3 月的所有入院，连续 129 例行肺癌切除术患者的临床资料。按是否合并慢性阻塞性肺疾病将患者分为合并慢性阻塞性肺病组［COPD 组，53 例，其中男 39 例、女 14 例，平均年龄（56.31±10.51）岁］和非慢性阻塞性肺病组［非 COPD 组，76 例，其中男 37 例、女 39 例，平均年龄（65.92±7.85）岁］；根据手术方式不同将患者分为全胸腔镜手术组［VATS 组，83 例，其中男 44 例、女 39 例，平均年龄（61.62±10.80）岁］和开胸组［46 例，其中男 32 例、女 14 例，平均年龄（62.95±9.97）岁］；分析不同组患者的术后并发症发生率、平均住院时间及各项费用。　**结果**：COPD 组和非 COPD 组术后并发症发生率（53% vs 40%，P=0.134）和平均住院时间［（7.66±2.95）d vs（7.36±2.74）d，P=0.539］差异均无统计学意义。VATS 组术后并发症发生率（34% vs 65%，$P < 0.001$）和平均住院时间［（6.67±2.52）d vs（8.61±3.01）d，$P < 0.001$］均低于开胸组，且差异有统计学意义。VATS 组平均住院总费用［（44 542.26±11 447.50）vs（23 634.13±6 014.35）元，$P < 0.001$］和材料费［（37 352.53±11 807.81）vs（12 763.08±7 124.76）元；$P < 0.001$］均显著高于开胸组，且差异有统计学意义。VATS 组平均西药费显著低于开胸组［（7 473.54±4 523.70）vs（10 176.71±6 371.12）元，$P < 0.001$］，而两组其他费用差异均无统计学意义。　**结论**：VATS 肺癌肺叶切除术可以促进术后快速康复，但增加了手术材料费用。而肺癌患者合并 COPD 与术后快速康复及费用均无关。

【关键词】电视胸腔镜肺叶切除术；慢性阻塞性肺疾病；快速康复；肺癌

文献来源：鲍珊，苏建华，廖虎，等 . 肺癌合并慢性阻塞性肺病和手术方式对患者术后快速康复及治疗费用的影响 [J]. 中国胸心血管外科临床杂志，2014，21（1）：17-20.

[8] 胸腔镜肺叶切除术后心肺功能的快速康复

【摘要】目的：研究全胸腔镜和开放肺叶切除术对肺癌患者围手术期心率和血氧饱和度的影响，探讨微创手术能否促进肺癌患者术后快速康复。　**方法**：从 2010 年 9 月—2011 年 12 月四川大学华西医院连续收治 161 例肺部病变患者中纳入 138 例肺癌患者，根据手术方式不同分为常规开胸组［开胸组，70 例，男 53 例、女 17 例，年龄（56.1±9.7）岁］和全胸腔镜肺叶切除组［VATS 组，68 例，男 46 例、女 22 例，年龄（53.4±6.5）岁］，两组患者临床特征差异无统计学意义。检测两组患者术前和术后（第 1 天、3 天、7 天和 30 天）疼痛、心率和血氧饱和度的变化。　**结果**：①疼痛程度于术后第 1 天、3 天 VATS 组和开胸组患者差异无统计学意义（3.83±0.79 vs 3.93±0.67，2.88±0.59 vs 3.03±0.71，$P > 0.05$），但在术后第 7 天、30 天开胸组显著高于 VAST 组（1.61±0.33 vs 1.22±0.12，1.58±0.26 vs 1.19±0.31，$P < 0.05$）。② VATS 组和开胸组患者术后静息心率均显著高于术前［（84.13±17.21）次 / 分 vs（73.67±10.32）

次 / 分，（86.13 ± 19.67）次 / 分 vs（.72.24 ± 14.21）次 / 分，$P < 0.05$］；而 VATS 组于术后第 3 天降至术前水平，开胸组于术后第 7 天恢复至术前水平。③ VATS 组和开胸组患者静息血氧饱和度于术前与术后各时间点差异均无统计学意义（96.34% ± 2.11% vs 97.12% ± 2.31%，95.33% ± 4.13% vs 94.93% ± 4.31%，$P > 0.05$）。④术后第 3 天运动前后 VATS 组心率和血氧饱和度变化幅度显著低于开胸组［（11.11 ± 4.81）次 / 分 vs（18.23 ± 6.17）次 / 分，3.10% ± 1.20% vs 7.40% ± 2.70%，$P < 0.05$］。结论：全胸腔镜肺叶切除术对心、肺功能的影响小，有助于肺癌患者术后快速康复。

【关键词】胸腔镜肺叶切除术；肺癌；开胸手术；快速康复

文献来源：周渝斌，刘伦旭，喻鹏铭，等 . 胸腔镜肺叶切除术后心肺功能的快速康复 [J]. 中国胸心血管外科临床杂志，2013，20（2）：168–171.

[9] 胸腔镜和开放肺叶切除术对肺癌患者心肺运动耐力的影响

【摘要】目的：研究常规开胸和电视胸腔镜肺叶切除术对肺癌患者术后心、肺运动耐力的影响，探讨微创手术在促进肺快速康复和改善患者生活质量中的作用。 方法：从 2010 年 9 月—2011 年 12 月连续 138 例肺癌患者分为开胸组（70 例）和电视胸腔镜（VATS）肺叶切除组（68 例），两组患者临床特征相似。检测患者术前、术后第 7 天和第 30 天肺功能及心肺康复运动耐力的相关指标，其中 DE Morton 指数以圣乔治问卷（术后第 7 天和第 30 天）进行分析。 结果：①术后第 7 天 VATS 组第 1 秒用力呼气容积（FEV_1）和峰值呼气流量（PEF）实测值［（1.64 ± 0.21）L，（310.58 ± 30.13）L/min］高于开胸组［（1.34 ± 0.11）L，（270.18 ± 25.67）L/min］，$P < 0.05$。②术后第 7 天 VATS 组疲劳指数和呼吸困难指数（0.27 ± 0.08，0.28 ± 0.17）均低于开胸组（0.44 ± 0.10，0.39 ± 0.09），$P < 0.05$。③术后第 7、30 天 VATS 组 6 分钟步行距离［（490.57 ± 118.33）m，（524.32 ± 140.87）m］均高于开胸组［（395.07 ± 100.19）m，（471.10 ± 118.57）m］，$P < 0.05$。④术后第 7 天 VATS 组 DE Morton 指数（74.58 ± 16.23）高于开胸组（55.87 ± 14.79），$P < 0.05$。⑤术后引流管时间 VATS 组［（25.96 ± 15.42）小时］短于开胸组［（41.84 ± 21.24）小时］，$P < 0.05$；术后住院时间 VATS 组［（3.14 ± 2.31）天］短于开胸组［（5.91 ± 4.24）天］，$P < 0.05$；平均住院日 VATS 组［（6.54 ± 2.76）天］短于开胸组［（9.67 ± 4.31）天］，$P < 0.05$。结论：电视胸腔镜肺叶切除提高心肺功能，改善运动耐力而促进快速恢复并提高肺癌患者术后的生活质量。

【关键词】电视胸腔镜肺叶切除术；开胸手术；肺快速康复；肺癌

文献来源：车国卫，喻鹏铭，苏建华，等 . 胸腔镜和开放肺叶切除术对肺癌患者心肺运动耐力的影响 [J]. 四川大学学报（医学版），2013，44（1）：122–125+4.

三、尿管相关

[1] 癌手术后不安置导尿管的可行性和安全性：一项 2495 例病例的回顾性队列研究

【摘要】目的：本研究旨在探究肺癌切除术后不留置导尿管的安全性和可行性。方法：筛选 2014 年 1 月 1 日至 2017 年 12 月 31 日在我科接受电视辅助胸腔镜（video-assisted thoracic surgery，VATS）肺叶或肺段切除手术的原发性肺癌患者。根据术后留置导尿管，将患者分为导尿管组（urinary catheter，UC）和非导尿管组（NUC），比较两组间术后尿潴留、尿管再置入和尿路感染的发生率。结果：两组间的国际前列腺症状评分（IPSS）无明显差异（$P=0.268$），但 UC 组的镇静 – 躁动评分（SAS）较高 [4.0（3.0，4.0）vs 4.0（2.0，4.0），$P < 0.001$]，躁动患者的比例明显更高（SAS > 4；17.3%，317/1835 vs 12.9%，86/660，$P=0.008$）。相反，NUC 组的术后尿潴留发生率更高（11.2%，74/660 vs 7.4%，136/1835，$P=0.003$），而尿路感染发生率明显更低（5.8%，38/660 vs 8.3%，153/1835，$P=0.033$）。多因素分析显示不留置导尿管是术后尿潴留（OR=1.542，95% CI：1.135-2.095，$P=0.006$）和尿路感染（OR=0.664，95% CI：0.459-0.962，$P=0.031$）的独立影响因素。结论：这项针对 2495 名患者的大样本回顾性研究证明，不留置导尿管可以显著降低接受肺癌手术患者的尿路感染发生率，并且安全可行。

【关键词】导尿管；肺癌手术；术后尿潴留；尿路感染；再置管；胸外科

文献来源：Lai Y，Wang X，Zhou K，et al. The Feasibility and Safety of No Placement of Urinary Catheter Following Lung Cancer Surgery：A Retrospective Cohort Study With 2，495 Cases[J]. Journal of investigative surgery：the official journal of the Academy of Surgical Research，2019，1-8.

[2] 尿管留置对胸科手术患者全身麻醉苏醒期躁动影响的前瞻性队列研究

【摘要】目的：探讨麻醉清醒前拔除导尿管对胸科手术患者苏醒期躁动影响的因素。方法：2014 年 1 月至 4 月，连续纳入 140 例胸科手术患者，将患者分为无尿管留置组（试验组，70 例，手术结束后麻醉清醒前拔除尿管）和尿管留置组（对照组，70 例，留置尿管带回病房或 ICU），两组均在麻醉诱导后导尿。记录术中尿量、尿道刺激、麻醉苏醒期躁动和术后尿潴留发生率。结果：试验组和对照组术后尿潴留发生率差异无统计学意义（1.43%vs.2.86%，$P=0.230$）；对照组尿道刺激发生率高于试验组（12.86%vs.0.00%，$P=0.012$），且男性患者诉尿管刺激发生率（20.51%，8/39）高于女性患者（3.23%，1/31，$P=0.033$）；对照组不良事件发生率高于试验组（2.86%vs.0.00%，$P=0.039$）。对照组全身麻醉苏醒期躁动发生率高于试验组（28.57%vs.12.86%，P=0.010），对照组中由尿管刺激引起的苏醒期躁动发生率高于试验组（45.00%vs.12.86%，P=0.043）。**结论**：胸科手术患者全身麻醉苏醒期躁动发生的主要原因是尿道刺激，麻醉清醒前拔除尿管可以降低其发生率。

【关键词】胸科手术；尿管留置；全身麻醉苏醒期躁动；不良事件

文献来源：赵金兰，邱姝婷，许宁惠，等.尿管留置对胸科手术患者全身麻醉苏醒期躁动影响的前瞻性队列研究[J].中国胸心血管外科临床杂志，2016，23（4）：319–322.

[3]肺癌肺叶切除术患者围手术期有无尿管留置的成本效益分析

【摘要】**目的**：分析肺癌患者围手术期不留置尿管的成本效益，以进一步确定不留置尿管的临床价值。**方法**：前瞻性纳入 2015 年 7—12 月四川大学华西医院行肺癌肺叶切除术患者 148 例。按是否留置尿管将患者分为尿管留置组［74 例，男 45 例、女 29 例，年龄（52.55 ± 19.87）岁］和无尿管留置组［74 例，男 42 例、女 32 例，年龄（54.03 ± 16.66）岁］，比较两组成本效益指标。**结果**：无尿管留置组术后有 5 人次置尿管，尿管留置组 81 人次置尿管。两组患者尿管留置时间差异无统计学意义［（1.56 ± 0.65）天 vs（1.68 ± 0.91）天，P=0.077］。尿管留置组尿管材料费（4 811.48 元 vs 296.74 元，P=0.045）、护理费用（7 413.32 元 vs 457.32 元，P=0.013）及总费用（12 224.8 元 vs 754.06 元，P=0.000）均高于无尿管留置组。尿管留置组护理总时间长于无尿管留置组（335.71 小时 vs 17.95 小时，P=0.034）。尿管留置组人均材料费、护理费和总费用［（65.02 ± 5.62）元 /（次·人）vs（4.01 ± 0.00）元 /（次·人），（100.18 ± 7.19）元 /（次·人）vs（6.18 ± 1.22）元 /（次·人），（165.20 ± 12.81）元 /（次·人）vs（10.19 ± 1.22）元 /（次·人），P 值均为 0.000］均高于无尿管留置组。**结论**：选择合适的肺癌患者围手术期无尿管留置不但节约费用且减少护理工作量。

【关键词】尿管留置；成本效益；肺癌手术

文献来源：杨梅，陈娟，车国卫，等.肺癌肺叶切除术患者围手术期有无尿管留置的成本效益分析[J].中国胸心血管外科临床杂志，2016，23（5）：421–424.

[4]肺癌患者围手术期无痛性留置导尿管的前瞻性队列研究

【摘要】**目的**：探讨肺叶切除术中在麻醉状态下（无痛性）留置尿管临床应用效果和优势。**方法**：前瞻性纳入 2014 年 4—12 月在四川大学华西医院胸外科单个医疗组行肺癌肺叶切除术患者 133 例。根据手术结束患者麻醉苏醒前是否留置尿管留将患者分为对照组（68 例，常规留置尿管）和试验组（65

例，不留置尿管）。比较两组患者临床效果。结果：对照组全身麻醉苏醒后诉尿道刺激和苏醒期躁动发生率（13.24%，26.47%）均高于试验组（3.08%，10.77%），且差异有统计学意义（$P=0.041$，$P=0.022$）。试验组术后尿潴留发生率（10.77%）与对照组（4.41%）的差异无统计学意义（$P=0.403$）；试验组术后尿道感染发生率（9.23%）低于对照组（26.47%），差异有统计学意义（$P=0.047$）。试验组术后舒适度（0度，87.69%）优于对照组（48.53%），差异有统计学意义（$P=0.001$）。试验组术后平均住院时间（5.00±1.60）d 短于对照组（6.48±3.14）d，差异有统计学意义（$P=0.004$）。结论：肺癌围手术期无痛性尿管留置有助于改善患者的住院舒适度并促进快速康复。

【关键词】无痛性留置导尿管；肺叶切除术；肺癌

文献来源：徐志华、杨梅、邱舫，等. 肺癌患者围手术期无痛性留置导尿管的前瞻性队列研究 [J]. 中国胸心血管外科临床杂志，2016，23（4）：323–327.

[5] 胸腔镜肺叶切除术患者围手术期无尿管留置导致尿潴留的危险因素分析

【摘要】目的：探讨全身麻醉下电视胸腔镜手术（video–assisted thoracoscopic surgery，VATS）肺叶切除患者不留置尿管导致术后尿潴留（postoperative urinary retention，POUR）的高危因素。方法：分析 2015 年 7—12 月在四川大学华西医院胸外科单个医疗组行肺癌肺叶切除术患者 148 例的临床资料。将患者分为尿管留置组（尿管组，74 例）和无尿管留置组（无尿管组，74 例），分析病史，临床体征及麻醉过程和国际前列腺症状评分（IPSS）与术后尿潴留的关系。结果：无尿管组和尿管组术后尿潴留发生率（9.46% vs 6.76%）差异无统计学意义（$P=0.087$）。男性和腹部手术史患者所占比例在尿潴留患者（83.33%，33.33%）中高于无尿潴留患者（56.62%，0，$P=0.017$，$P=0.000$）；尿潴留患者 IPSS 评分（26.55±7.00）高于无尿潴留患者（15.31±8.31），差异有统计学意义（$P=0.031$）；而年龄、手术时间、术中输液量均与尿潴留是否无关。术后尿道感染率在尿管组和尿潴留患者中（4.05%，25.00%）显著高于无尿管组和无尿潴留患者（1.35%，0.74%，$P=0.049$，$P=0.048$）。结论：男性、前列腺中 – 重度增生和腹部手术史是胸腔镜肺癌肺叶切除术患者发生尿潴留的危险因素。

【关键词】尿潴留；危险因素；胸腔镜肺叶切除术；肺癌

文献来源：邱舫、杨梅、车国卫，等. 胸腔镜肺叶切除术患者围手术期无尿管留置导致尿潴留的危险因素分析 [J]. 中国胸心血管外科临床杂志，2016，23（4）：328–333.

[6] 肺叶切除术后患者无尿管留置的前瞻性队列研究

【摘要】目的：探讨肺叶切除术后无尿管留置的临床应用效果和不足。方法：前瞻性纳入 2014 年 4—12 月在四川大学华西医院胸外科单个医疗组行肺癌肺叶切除术的患者 100 例。将患者分为两组：无尿管留置组，麻醉后置入尿管和术后清醒前拔除导尿管，50 例，男女各 25 例，年龄（53.94±10.91）岁；尿管留置组，麻醉后置入尿管和术后 24~72 小时拔除尿管，50 例，男 22 例、女 28 例，年龄（50.62±12.31）岁。比较两组患者康复情况。**结果**：两组患者尿潴留（$P=0.433$）和尿路感染发生率（$P=0.050$）差异均无统计学意义。无尿管留置组患者术后舒适度 0 度高于尿管留置组，且差异有统计学意义（$P=0.002$）。而尿管留置组有尿道症状（Ⅰ度、Ⅱ度和Ⅲ度）高于无尿管留置组（$P=0.023$），且差异有统计学意义。无尿管留置组术后平均住院时间短于尿管留置组（$P=0.004$）。前列腺增生症是肺部术后发生尿潴留的高危因素（$P=0.056$）。**结论**：肺部手术患者术后无尿管留置未增加尿潴留，且能提高患者术后舒适度和快速康复。

【关键词】无尿管留置；尿潴留；舒适度；肺手术

文献来源：邱舫、杨梅、王维、等.肺叶切除术后患者无尿管留置的前瞻性队列研究 [J].中国胸心血管外科临床杂志，2015，22（7）：634-637.

四、疼痛相关

肺癌胸腔镜肺叶切除术后不同药物镇痛效果的随机对照试验

【摘要】**目的**：探讨肺癌患者胸腔镜肺叶切除术后分别应用帕瑞昔布钠及地佐辛镇痛的不良反应及效果。**方法**：纳入 2015 年 8 月—2016 年 1 月四川大学华西医院胸外科连续收治的行胸腔镜肺叶切除术的非小细胞肺癌患者 90 例，用随机数字表将患者分为帕瑞昔布钠组（PG 组，43 例）和地佐辛组（DG 组，47 例）。分析两组患者术后不良反应、疼痛评分、部位和性质。**结果**：PG 组术后早期恶心、呕吐及腹胀发生率（9.30%，2.33%，13.95%）均低于 DG 组（25.53%，17.02%，40.43%），且差异有统计学意义（$P=0.046$，$P=0.032$，$P=0.009$）。PG 组术后静息状态下 12 小时、24 小时、48 小时和 72 小时镇疼效果（2.56±0.96，2.47±0.96，1.93±0.99，0.98±1.24）均显著优于 DG 组（4.00±1.60，3.62±1.48，3.36±1.55，2.47±1.78，$P=0.000$，$P=0.000$，$P=0.000$，$P=0.002$）。同时术后各个时间段咳嗽时镇疼作用在 PG 组也均优于 DG 组。两组患者术后疼痛最常见部位均依次是引流管口、手术切口及胸壁；术后疼痛性质均依次是胀疼、刺疼及麻木。**结论**：肺癌患者行胸腔镜肺叶切除术后镇疼应用帕瑞昔布钠不良反应发生率低且效果好。

【关键词】胸腔镜肺叶切除；帕瑞昔布钠；地佐辛；肺癌

文献来源：林琳，戴艳丽，车国卫，等.肺癌胸腔镜肺叶切除术后不同药物镇痛效果的随机对照试验 [J].中国胸心血管外科临床杂志，2017，24（11）：830-834.

五、围手术期症状管理相关

[1] 肺癌患者术后症状量表的建立和评价

【摘要】目的： 建立适用于肺癌手术后患者的症状评估量表，客观评价肺癌患者术后出现的症状种类和严重程度，为治疗提供科学证据。 **方法：** 结合前期研究和文献、临床应用的肺癌症状评测工具、专家访谈，形成肺癌术后症状指标条目，采用德尔菲法进行两轮专家咨询确定最终指标并建立肺癌患者术后症状量表。 **结果：** 肺癌患者术后常见症状依次是：咳嗽、疼痛、气短或呼吸困难、疲劳、头晕或头昏、恶心、呕吐、皮下气肿、失眠、便秘。咨询专家积极系数和权威系数在第一轮为 85.0% 和 0.88，第二轮为 88.2% 和 0.87；9 项症状指标的肯德尔协调系数第一轮和第二轮分别为 0.47（$P < 0.001$）和 0.43（$P < 0.001$）。 **结论：** 肺癌患者术后症状量表专家认可度高，一致性好，未来需开展后续研究验证量表的适用性。

【关键词】 德尔菲法；术后症状量表；肺癌；手术

文献来源：周坤，车国卫 . 肺癌患者术后症状量表的建立和评价 [J]. 中国循证医学杂志，2020，20（10）：1157-1163.

[2] 肺结节患者术前心理状况的调查分析

【摘要】目的： 调查肺结节患者术前心理状况，使宣教内容更加"个体化和人性化"。 **方法：** 2018 年 5—7 月对我科连续收治的 107 例肺结节患者进行问卷调查，其中男 54 例、女 53 例，平均年龄（56.8 ± 11.2）岁。问卷内容包括两部分：一是被调查者的个人基本情况；二是与手术、并发症、随访、住院费用等相关的 20 个问题。 **结果：** ①体检（60.7%）仍是发现肺结节的主要方法，52.3% 的患者首选外科治疗；②病情程度和手术效果（64.5%）是患者最关注的问题，30.0% 的患者担心非主刀医生手术；③手术风险（5.6%）和术后并发症（14.9%）是易被患者忽略的问题；④医疗费用并非患者首要关注，仅有 1.9% 的患者认为医生故意使用非必需品造成费用增加；⑤网络随访被患者广泛接受（94.4%）。 **结论：** 了解患者术前真实心理状态，有助于医护人员术前宣教更加准确有效。

【关键词】 术前问卷调查；加速康复外科；术前宣教；肺结节

文献来源：徐慧，周坤，林琳，等 . 肺结节患者术前心理状况的调查分析 [J]. 中国胸心血管外科临床杂志，2019，26（6）：578-582.

[3] 中文版莱斯特咳嗽问卷在非小细胞肺癌患者中的有效性验证

【摘要】背景： 目前还没有经过验证的、可靠且针对咳嗽的工具来评估非小细胞肺癌（non-small cell lung cancer，NSCLC）患者术后咳嗽相关的健康生活质量。因此，本文旨在探究中文版莱斯特咳嗽问卷（Leicester Cough Questionnaire in Mandarin-Chinese，LCQ-MC）的有效性、可靠性和可重复性。**方法**：总共 130 名 NSCLC 患者（58.75 ± 9.43 岁，男 65 例，女 65 例）完成了 LCQ-MC、咳嗽视觉模拟量表（Visual Analogue Scale，VAS）、咳嗽症状评分（Cough Symptom Score，CSS）、医院焦虑抑郁量表（Hospital Anxiety and Depression Scale，HADS）和 SF-36 量表。一星期后，40 名患者再次完成了 LCQ-MC。评估 LCQ-MC 的同时效度、内部一致性和可重复性。**结果**：同时效度分析显示 LCQ-MC 与咳嗽 VAS（r =−0.488 ~ −0.660）和 CSS（r=−0.495 ~ −0.601）之间存在显著相关性。LCQ-MC 和 SF-36 量表对应的部分存在中等相关性（r=0.421~0.432）。然而，LCQ-MC 与 HADS 之间无明显相关性（P > 0.05）。结果表明内部一致性可接受（Cronbach's α：0.74~0.90），且可重复性高（同类相关系数：0.89~0.95）。**结论**：LCQ-MC 是评估 NSCLC 患者术后咳嗽可靠且有效的工具。

【关键词】 咳嗽；莱斯特咳嗽问卷；肺癌

文献来源：Lin R，Che G. Validation of the Mandarin Chinese version of the Leicester Cough Questionnaire in non-small cell lung cancer patients after surgery[J]. Thoracic cancer，2018，9（4）：486-490.

［4］非小细胞肺癌患者胸腔镜术后咳嗽的危险因素

【摘要】**背景**：咳嗽是非小细胞肺癌患者（non-small cell lung cancer，NSCLC）术后常见的呼吸道并发症，既往研究发现了很多术后咳嗽的危险因素。然而，这些研究大多基于传统的开胸手术，且往往缺乏合适的客观评估方法。因此，本研究的目的在于通过中文版莱斯特咳嗽问卷（Leicester Cough Questionnaire in Mandarin Chinese，LCQ-MC）评估 NSCLC 患者胸腔镜（video-assisted thoracoscopic surgery，VATS）术后咳嗽的危险因素。**方法**：共纳入 198 例 NSCLC 患者。其中有 91 例（46.0%）患者术后出现了咳嗽，而术后 1 个月有 73 例患者仍存在咳嗽。通过单因素和多因素 Logistic 回归分析寻找术后咳嗽的独立危险因素。**结果**：术后咳嗽的独立危险因素包括女性［比值比（odds ratio，OR）=2.399，95% 置信区间（confidence interval，CI）：1.260~4.565，P=0.008］、麻醉时间 > 164 分钟（OR=2.810，95% CI：1.368~5.771，P=0.005）、下气管旁淋巴结清扫（OR=3.697，95% CI：1.439~9.499，P=0.007）以及隆突下淋巴结清扫（OR=4.175，95% CI：1.203~14.495，P=0.004）。且术后一个月的 LCQ-MC 总评分显著高于术后总评分（18.00 ± 1.80 vs 16.35 ± 2.26，P=0.004）。**结论**：女性、麻醉时间 > 164 分钟、下气管旁淋巴结清扫和隆突下淋巴结清扫是 NSCLC 患者胸腔镜术后咳嗽的独立危险因素。并且，LCQ-MC 在描述咳嗽症状纵向变化方面的表现较好。

【关键词】咳嗽；莱斯特咳嗽量表；肺癌；危险因素；电视辅助胸腔镜手术

文 献 来 源：Lin R，Che G. Risk factors of cough in non-small cell lung cancer patients after video-assisted thoracoscopic surgery[J]. Journal of thoracic disease，2018，10（9）：5368-5375.

[5] 胸部肿瘤术后患者不良情绪现状及影响因素分析

【摘要】目的：分析加速康复外科理念下胸外科肿瘤手术后患者抑郁焦虑等不良情绪现状及影响因素。方法：纳入 2016 年 9-11 月在胸外科护理专家门诊随访的 70 例胸部肿瘤术后患者，其中男 43 例、女 27 例，年龄 1878（56.20±11.34）岁。采用一般资料调查表与华西心晴指数量表（HEI）对术后患者的心理健康状态进行测评。结果：胸部肿瘤术后患者不良情绪的发生率为50.0%，且以中至重度不良情绪为主；不良情绪与正常情绪患者的文化程度、术后住院时间和术后并发症差异有统计学意义（$P < 0.05$），而年龄、性别、疾病种类、合并疾病、肿瘤性质、手术方式、病理分期及住院费用差异无统计学意义（$P > 0.05$）。结论：胸部肿瘤术后患者不良情绪的发生率较高，文化程度、术后住院时间和并发症是患者发生不良情绪的危险因素。

【关键词】胸部肿瘤；加速康复外科；华西心晴指数；抑郁；焦虑

文献来源：唐煜东，梅小丽，郑娥，等 . 胸部肿瘤术后患者不良情绪现状及影响因素分析 . 中国胸心血管外科临床杂志，2018，25（1）：67-70.

[6] 肺术后咳嗽评估——中文版莱斯特咳嗽量表的应用价值

【摘要】背景与目的：中文版莱斯特咳嗽量表（Mandarin Chinese version of the Leicester Cough Questionnaire，LCQ-MC）是评估咳嗽的主要方法，本研究探讨 LCQ-MC 能否用于客观评价肺部疾病患者术后咳嗽。方法：选取 2015 年 9 月至 2016 年 4 月间四川大学华西医院胸外科单个医疗组收治的例行胸腔镜肺部手术的患者并进行问卷调查，问卷分别于术前与术后填写。分析 LCQ-MC 值、朗巴赫 α 系数等统计学方法。结果：① LCQ-MC 值在术前（19.57±1.73）显著高于术后（17.71±2.72）（$P=0.041$）。②克朗巴赫系数 α 系数在术前（0.87）和术后（0.89）均大于 0.7。③术前 LCQ-MC 值在术后出现咳嗽组（19.31±1.84）显著低于术后无咳嗽组（19.97±1.46）（$P=0.038$）；术后 LCQ-MC 值在术后出现咳嗽组（16.67±2.91）显著低于术后无咳嗽患者（19.30±1.32）（$P=0.001$）。④肺叶切除术组患者术后 LCQ-MC 分值（17.75±2.51）和非肺叶切除术组患者（17.79±3.04）无明显统计学差异（$P=0.936$）。结论：肺疾病患者胸腔镜术后咳嗽情况可以应用 LCQ-MC 评估。

【关键词】胸腔镜肺部手术；中文版莱斯特咳嗽量表；术后咳嗽；肺部疾病

文献来源：徐志华，林嵘嘉，车国卫，等 . 肺术后咳嗽评估——中文版莱斯特咳嗽量表的应用价值 [J]. 中国肺癌杂志，2017，20（6）：389–394.

[7] 肺癌患者术后症状评估量表的有效性及临床应用

【摘要】目的：分析、归纳肺癌患者术后出现的症状并建立和验证症状评估量表的有效性。**方法：**根据现行癌症症状测评工具、临床指南、专家建议将 10 条常见症状作为备选项目，通过专家评价形成包含 8 条核心症状条目的肺癌患者术后症状量表，并采用该量表对 8 家医院的 383 例受试者进行测评和验证，分析量表的信度和效度。**结果：**①肺癌患者术后症状量表应用 8 个症状（疼痛、气促、疲劳、咳嗽、失眠、咽喉疼痛、虚汗和便秘），易于操作和评价。②症状量表可信度高：Cronbach's α 系数为 0.888。③症状量表效度可靠：内容效度指数为 0.900，结构效度评价中存在两个公因子，方差累积贡献率为 47.70% 和 57.46%，各症状条目的因子负荷和公因子方差均 > 0.40。**结论：**我们建立的肺癌术后症状评估量表临床应用可信度高且效度可靠。

【关键词】症状量表；信度与效度；肺癌手术

文献来源：王明铭，李霞，车国卫，等 . 肺癌患者术后症状评估量表的有效性及临床应用 [J]. 中国胸心血管外科临床杂志，2017，24（6）：417–422.

[8] 中文版莱斯特咳嗽问卷的改良及验证

【摘要】背景与目的：患者行肺部手术后常常出现咳嗽，目前尚缺乏专门评估术后咳嗽的工具。本研究对中文版莱斯特咳嗽问卷（Leicester Cough Questionnaire in Mandarin–Chinese，LCQ–MC）改良并进行验证，探讨其临床应用价值。 **方法：**2015 年 9 月至 2016 年 12 月四川大学华西医院胸外科单个医疗组共 250 例行胸腔镜肺部手术的患者参与调查，其中 121 例患者完成 LCQ–MC，129 例患者完成简化 LCQ–MC，并进行信度和效度检验。**结果：**新问卷保留 LCQ–MC 的框架与评分方式，由生理、心理和社会 3 个维度，共 12 个条目构成。量表内容效度良好，内容效度指数达到 0.83；与日间咳嗽症状积分对比标准效度高（r=-0.578，$P < 0.001$），与夜间咳嗽症状积分和健康调查简表总分（Chinese version of the Medical Outcome Study 36–item Short–Form Healthy Survey，SF–36）对比标准效度中等（r=-0.358，P=0.004；r=0.346，P=0.030），与医院焦虑与抑郁评分总分（Hospital Anxiety and Depression Scale，HADS）对比标准效度较弱（r=-0.241，P=0.046）；内部一致性良好，克朗巴赫 α 系数在 0.71~0.84；1 周后重测信度良好（n=30，r=0.81–0.95）。**结论：**简化版中文版莱斯特咳嗽问卷有良好的信度和效度，可应用于临床。

【关键词】胸腔镜肺部手术；莱斯特咳嗽问卷；咳嗽；肺部疾病；信度；效度

文献来源：林嵘嘉，车国卫，徐志华，等 . 中文版莱斯特咳嗽问卷的改良及

验证 [J]. 中国肺癌杂志，2017，20（7）：468-472.

[9] 肺癌患者电视胸腔镜手术后咳嗽的影响因素分析：单中心前瞻性研究

【摘要】目的：探讨影响肺癌患者术后咳嗽的因素。方法：2016 年 2 月—2017 年 2 月，应用中文版莱斯特咳嗽量表（Mandarin Chinese version of the Leicester Cough Questionnaire，LCQ-MC）问卷调查四川大学华西医院胸外科单个医疗组 130 例行胸腔镜肺癌手术的患者，其中男 65 例、女 65 例，平均年龄（58.75 ± 9.34）岁。术前及术后 LCQ-MC 问卷调查，分析 LCQ-MC 值，克朗巴赫（Cronbach α）系数及影响因素。结果：咳嗽组 LCQ-MC 生理维度值显著低于无咳嗽组，差异有统计学意义（6.30 ± 0.76 vs.6.56 ± 0.60，P=0.044），而两组术前 LCQ-MC 值总分差异无统计学意义（19.53 ± 1.78 vs.20.03 ± 1.45，P=0.080）。咳嗽组术后 LCQ-MC 值显著低于无咳嗽组，差异有统计学意义（17.32 ± 2.79 vs.19.70 ± 1.39，P=0.001），且术后咳嗽组 LCQ-MC 值在生理，心理和社会方面（5.32 ± 1.14，5.73 ± 1.14，6.23 ± 0.88）均显著低于无咳嗽组（6.25 ± 0.63，6.67 ± 0.54，6.78 ± 0.49，P=0.001，P=0.001，P=0.001），差异均有统计学意义。logistic 多因素分析表明肺癌患者术后出现咳嗽症状的相关危险因素分别是术前咳嗽（OR=0.354，95%CI 0.1260.994，P=0.049）和麻醉时间长（OR=1.021，95%CI 1.0031.040，P=0.021）。结论：肺癌患者术后出现咳嗽症状的危险因素是术前有咳嗽症状及麻醉时间长。

【关键词】影响因素；胸腔镜肺手术；咳嗽；肺癌

文献来源：林嵘嘉，车国卫，徐志华，等 . 肺癌患者电视胸腔镜手术后咳嗽的影响因素分析：单中心前瞻性研究 [J]. 中国胸心血管外科临床杂志，2017，24（10）：748-752.

[10] 腔镜和开放肺叶切除术对肺癌患者生活质量的影响

【摘要】背景与目的：全胸腔镜肺叶切除术治疗肺癌已达成共识，但腔镜能否提高肺癌患者术后的生活质量尚不清楚，本文拟探讨常规开胸和全胸腔镜肺叶切除术对肺癌患者术后生活质量的影响。方法：从 2009 年 11 月—2010 年 9 月连续 138 例肺癌患者分为常规开胸组和全胸腔镜肺叶切除组，检测患者术前和术后（第 1、3、7 和 30 天）疼痛、肺功能及生活质量相关指标。结果：①疼痛程度于术后第 1、3 天 VATS 组（3.83 ± 0.79，2.88 ± 0.59）和开胸组（3.93 ± 0.67，3.03 ± 0.71）患者无差异（$P > 0.05$）；但在术后第 7、30 天开胸组（1.61 ± 0.33，1.58 ± 0.26）显著高于 VAST 组（1.22 ± 0.12，1.19 ± 0.31）（$P < 0.05$）。② VATS 组和开胸组患者术后静息心率（84.13 ± 17.21，86.13 ± 19.67）均显著高于术前静息心率（73.67 ± 10.54，

72.24±9.77）（$P < 0.05$），而 VATS 组于术后第 3 天降至术前水平，开胸组于术后第 7 天恢复至术前水平；但 VATS 组和开胸组患者静息血氧饱和度于术前（0.9634±2.11，0.9533±4.13）与术后各时间点均无显著差异（0.9712±2.31，0.9493±4.31）（$P > 0.05$）。③术后第 3 天运动前后 VATS 组心率和血氧饱和度（11.11±4.81，0.031±0.012）变化幅度显著低于开胸组（18.23±6.17，0.074±0.027）（$P < 0.05$）。④FEV_1 和 PEF 实测值于术后第 7 天在 VATS 组（1.64±0.21，310.58±30.13）显著高于开胸组（1.34±0.11，270.18±25.67）（$P < 0.05$），而术后第 30 天两组患者 FEV_1（1.68±0.32，1.65±0.09）和 PEF（330.33±26.19，307.73±32.14）实测值无统计学差异（$P > 0.05$）。⑤术后第 7 天疲劳指数和呼吸困难指数在 VATS 组（0.27±0.08，0.28±0.17）均显著低于开胸组（0.44±0.10，0.39±0.09）（$P < 0.05$）；而术后第 30 天两组患者疲劳指数（0.25±0.07，0.27±0.10）和呼吸困难指数（0.29±0.10，0.30±0.09）均无统计学差异（$P > 0.05$）。⑥术后第 7 天 6 分钟步行距离在 VATS 组（490.57±118.33）显著高于开胸组（395.07±100.19），而第 30 天两组（524.32±140.87，471.10±118.57）仍有统计学差异（$P < 0.05$）。⑦术后第 7 天 DE Morton 指数在 VATS 组（74.58±16.23）显著高于开胸组（55.87±14.79），而第 30 天两组（76.28±13.83，71.20±18.11）无统计学差异（$P > 0.05$）。**结论：** 全胸腔镜肺叶切除能够快速恢复心肺功能及运动耐力而提高肺癌患者术后的生活质量。

文献来源： 车国卫 . 腔镜和开放肺叶切除术对肺癌患者生活质量的影响 [C]// 中华医学会第十一次全国胸心血管外科学术会议暨国际微创心胸外科学会 2011 冬季学术研讨会 .D

六、术后并发症相关

[1] 非小细胞肺癌患者术后中性粒 / 淋巴细胞比值和血小板 / 淋巴细胞比值的升高可预测术后肺部并发症的发生：一项回顾性队列研究

【摘要】背景： 发生术后并发症的患者常出现中性粒 / 淋巴细胞比值（neutrophil-to-lymphocyte ratio，NLR）和血小板 / 淋巴细胞比值（platelet-to-lymphocyte ratio，PLR）的升高。本文旨在探究围手术期 NLR 和 PLR 的变化（ΔNLR、ΔPLR）与非小细胞肺癌（non-small cell lung cancer，NSCLC）患者术后并发症（postoperative complications，PCs）发生的相关性。**方法：** 回顾性收集 509 例 2014 年 1 月 1 日至 2016 年 7 月 31 日在四川大学华西医院胸外科接受手术治疗且确诊为 NSCLC 患者的临床资料。将患者分为并发症组和非并发症组，并比较两组间的临床特征差异，包括 ΔNLR 和 ΔPLR。通过受试者工作特征曲线（receiver operating characteristics，ROC）确定 ΔNLR 和 ΔPLR 的最佳临界值，然后根据临界值将病人分组，从而比较高 ΔNLR 和低 ΔNLR、高 ΔNLR 和低 ΔPLR

的临床特征和 PCs 发生率的差异。继而通过单因素和多因素 logistic 回归分析明确 PCs 的独立影响因素。**结果：**研究结果发现，PC 组患者的 ΔNLR 和 ΔPLR 均显著高于非 PC 组患者（$P < 0.001$）。ΔNLR 和 ΔPLR 的最佳临界值分别为 6.6 和 49，而 ΔNLR > 6.6 或 ΔPLR > 49 的患者发生术后肺部并发症（postoperative pulmonary complications，PPCs）的风险明显更高（$P < 0.001$）。而多因素回归分析表明吸烟 [odds ratio（OR）=2.450，95% confidence interval（CI）：1.084–5.535，$P=0.031$]、肿瘤大小（OR=1.225，95% CI：1.047–1.433，$P=0.011$）、ΔNLR > 6.6（OR=2.453，95% CI：1.224–4.914，$P=0.011$）和 ΔPLR > 49（OR=2.231，95% CI：1.182–4.212，$P=0.013$）是 PPCs 的独立影响因素。**结论：**ΔNLR 和 ΔPLR 能够有效预测 NSCLC 患者术后 PPCs 的发生，临床上 ΔNLR > 6.6 或 ΔPLR > 49 的患者应受到更多关注。

【关键词】 中性粒 / 淋巴细胞比值；血小板 / 淋巴细胞比值；非小细胞肺癌；术后肺部并发症

文献来源： Wang Y，Hu X，Su M C，et al. Postoperative Elevations of Neutrophil–to–lymphocyte and Platelet–to–lymphocyte Ratios Predict Postoperative Pulmonary Complications in Non–small Cell Lung Cancer Patients：A Retrospective Cohort Study[J]. Current medical science，2020，40（2）：339–347.

［2］非小细胞肺癌患者胸腔镜肺叶切除术后发生乳糜胸的危险因素：体表面积

【摘要】背景：本文旨在探究体表面积（body surface area，BSA）对非小细胞肺癌（non–small cell lung cancer，NSCLC）患者接受电视辅助胸腔镜肺叶切除术后乳糜胸的预测价值。**方法：**回顾性纳入 1379 例 2014 年 1 月—2017 年 10 月在我们中心行胸腔镜肺叶切除术的患者。通过受试者工作特征（receiver operating characteristic，ROC）曲线寻找 BSA 预测乳糜胸的最佳临界值。然后将 BSA 和其他在单因素分析中 $P < 0.15$ 的变量纳入多因素回归模型分析以确定乳糜胸的危险因素。**结果：**共 26 名（1.9%）患者术后发生了乳糜胸，发生乳糜胸患者的平均 BSA 显著高于未发生乳糜胸的患者（1.84 ± 0.14 vs. 1.73 ± 0.16 m^2；$P=0.001$），而将 1.69 m^2 作为 BSA 的最佳临界值时其敏感性最高（96.2%）、特异性为 43.8%。BSA > 1.69 m^2 患者乳糜胸的发生率明显高于 BSA ≤ 1.69 m^2 的患者（3.0% vs 0.3%，$P < 0.001$），且住院时间更长（$P < 0.001$）。多因素回归分析显示 BSA > 1.69 m^2 [比值比（odds ratio，OR）=7.35，95% 置信区间（confidence interval，CI）：1.54–35.71，$P=0.013$] 是术后乳糜胸发生的一个危险因素。**结论：**BSA 在 NSCLC 患者胸腔镜肺叶术后乳糜胸的发生方面具有较高的预测价值，有助于肺癌手术的风险评估。

【关键词】 体表面积；乳糜胸；肺叶切除术；非小细胞肺癌；电视辅助胸腔镜手术

文献来源：Li S，Wang Y，Zhou K，et al. Body surface area as a novel risk factor for chylothorax complicating video-assisted thoracoscopic surgery lobectomy for non-small cell lung cancer[J]. Thoracic cancer，2018，9（12）：1741-1753.

[3] 术前 PEF 预测肺癌患者肺叶切除术后肺部并发症：一项 725 例病例的前瞻性研究

【摘要】背景：本研究旨在探究 PEF 与肺癌患者 PPCs 之间的相关性。 **方法**：前瞻性收集接受肺叶切除手术的 725 例非小细胞肺癌（non-small cell lung cancer，NSCLC）患者，并基于患者的基本特征和临床资料评估 PEF 和 PPCs 之间的相关性。**结果**：在这 725 例患者中，有 144 例患者在术后出现了 PPCs（PPCs 组），而与非 PPCs 组相比，PPCs 组患者的 PEF 值明显更低（294.2 ± 85.1 vs 344.7 ± 89.6 L/min，$P < 0.001$），PER 是 PPCs 发生的一个独立预测因子 [odds ratio（OR）=0.984，95% CI：0.980-0.987，$P < 0.001$]。根据受试者工作特征（receiver operating characteristic，ROC）曲线，将 300 L/min 作为临界值时具有较好的敏感性和特异性（69.4%，79.0%；约登指数为 0.484），而 PEF ≤ 300 L/min 的患者发生 PPCs 的风险是 PEF > 300 L/min 患者的 8 倍（OR=8.551，95% CI：5.692~12.845，$P < 0.001$），即 PEF ≤ 300 L/min 的患者发生 PPCs 的比例显著高于 PEF > 300 L/min 的患者（45.0%，100/222 vs 8.7%，44/503，$P < 0.001$）。同时，肺炎（24.8%，55/222 vs 6.4%，32/503，$P < 0.001$）、肺不张（9.5%，21/222 vs 4.0%，20/503，$P=0.003$）、机械通气超过 48 小时（5.4%，12/222 vs 2.4%，12/503，$P=0.036$）的发生率也明显更高。**结论**：本文表明，在接受肺叶切除手术的肺癌患者中，低 PEF 值与 PPC 的发生存在显著相关性，即低 PEF 值（PEF ≤ 300 L/min）能够较好地预测 PPC 的发生，对肺癌患者围手术期的风险评估可能具有较高的临床意义。

【关键词】肺癌；肺叶切除术；呼气峰流速；术后肺部并发症

文 献 来 源：Lai Y，Wang X，Li P，et al. Preoperative peak expiratory flow（PEF）for predicting postoperative pulmonary complications after lung cancer lobectomy：a prospective study with 725 cases[J]. Journal of thoracic disease，2018，10（7）：4293-301.

[4] 肺癌患者术前呼气峰流速可以预测肺叶切除术后肺部并发症吗？

【摘要】背景与目的：术后肺部并发症（postoperative pulmonary complications，PPCs）尤其是术后肺炎（postoperative pneumonia，POP）的发生，直接影响肺癌患者术后的快速恢复。呼气峰流速（peak expiratory flow，PEF）反映气道通畅性和咳嗽效率，咳嗽能力不足可能和术后肺部并发症有关。本研究旨在探讨术前 PEF 能否预测肺癌患者术后肺部并发症。**方法**：回顾性分析 2014 年 1

月至 2015 年 12 月四川大学华西医院胸外科单个医疗组 433 例肺癌手术治疗的患者，分析术前 PEF 及术后肺部感染、肺不张、肺持续性漏气等肺部并发症，并记录相关临床资料。结果术前 PEF 值在并发症组（280.93 ± 88.99）L/min 显著低于无并发症组（358.38 ± 93.69）L/min（$P < 0.001$）；Logistic 回归分析显示术前 PEF 值和手术时间是 PPCs 的独立危险因素；术前 PEF 阈值为 320 L/min 是预测 PPCs 发生的最佳临界值（AUC=0.706，95%CI：0.661-0.749），肺部并发症发生率 PEF ≤ 320 L/min 组（26.6%）显著高于 PEF > 320L/min 组（9.4%）（$P < 0.001$）。**结论**：肺癌患者术前 PEF 值和术后 PPCs 发生有一定相关性，有可能作为预测 PPCs 发生的指标。

【关键词】术前呼气峰流速；术后肺部并发症；肺肿瘤；肺外科手术

文献来源：周坤，吴砚铭，苏建华，等. 肺癌患者术前呼气峰流速可以预测肺叶切除术后肺部并发症吗？[J]. 中国肺癌杂志，2017，20（9）：603-609.

［5］术前肺康复训练对肺癌患者术后肺炎的影响

【摘要】目的：探讨术前肺康复训练是否有助于预防术后肺炎的发生。**方法**：回顾性分析华西医院胸外科 2014 年 1 月至 2015 年 6 月 792 例行手术治疗的肺癌患者的临床资料，其中肺康复训练组患者 148 例，常规治疗组 644 例患者，比较两组患者术后肺炎的发生率以及相关临床指标。同时，采用单因素和多因素分析术后肺炎的危险因素。**结果**：肺康复训练组术后肺炎发生率显著低于常规治疗组，差异有统计学意义（8.1%vs 15.8%，P=0.013）；肺康复训练组抗生素使用时间、胸腔引流管留置时间、术后住院日及住院药费均显著低于常规治疗组，差异也均有统计学意义［（4.1±2.1）d vs（4.9±2.5）d，$P < 0.001$；（3.8±2.3）d vs（4.3±2.8）d，P=0.023；（5.9 ± 3.2）d vs（7.2 ± 4.6）d，$P < 0.001$；（7 354.3 ± 2 743.2）元 vs（8 265.2 ± 3 126.5）元，P=0.001］。单因素和 Logistic 多元回归分析显示：术后肺炎发生的危险因素包括年龄 > 70 岁（OR=6.998，95%CI：4.23 611.561，$P < 0.001$）、吸烟史（OR=2.286，95%CI：1.1 454.456，P=0.019）、开胸手术（OR=1.990，95%CI：1.247 4~3.177，P=0.004）、手术时间 > 180 分钟（OR=7.228，95%CI：2.657~19.666，$P < 0.001$）；术前肺康复训练有助于降低术后肺炎的发生（OR=0.377，95%CI：0.1880.756，P=0.006）。**结论**：术前肺康复锻炼能够降低肺癌患者术后肺炎的发生率，且有助于术后快速康复。

【关键词】肺康复训练；肺炎；肺肿瘤；加速康复外科

文献来源：周坤，苏建华，赖玉田，等. 术前肺康复训练对肺癌患者术后肺炎的影响 [J]. 中华胸部外科电子杂志，2017，4（3）：164-170.

［6］肺癌围手术期患者静脉血栓栓塞症的预防与护理现状调查分析

【摘要】目的：了解我国医院肺癌围手术期患者 VTE 的预防与护理现状。**方**

法：采用自行设计的调查问卷，在第一届胸科加速康复外科华西论坛上，对全国108名胸外科护士长进行调查。**结果：**①评估工具与预防规范：97.22%的医院已采用不同评估工具对肺癌围手术期患者进行 VTE 风险分级，其中 67.59% 的医院已形成 VTE 预防护理规范。②筛查、预防与随访：56.48% 的医院对肺癌患者进行了 VTE 术前筛查，90.74% 的医院对住院患者进行了 VTE 预防，52.78% 的医院对出院患者继续进行了 VTE 预防，仅有 17.59% 医院对出院患者 VTE 的发生情况进行了随访。③不同类型医院肺癌围手术期患者 VTE 预防现状相比，差异无统计学意义（$P > 0.05$），但在 VTE 风险评估、住院患者 VTE 预防方面专科医院所有患者已全面实现（100.00%）。**结论：**肺癌围手术期 VTE 预防工作已受到广泛重视，但尚缺乏有效的 VTE 风险评估工具和标准化的 VTE 预防护理指南。

【关键词】肺肿瘤；静脉血栓栓塞症；风险评估；预防；护理

文献来源：郑娥，唐煜东，杨梅，等.肺癌围手术期患者静脉血栓栓塞症的预防与护理现状调查分析 [J]. 中国肺癌杂志，2017，20（10）：661-666.

[7] 应用 Clavien-Dindo 分级系统对肺癌患者术后并发症分级及危险因素分析

【摘要】**背景与目的：**术后并发症是肺切除术后患者死亡的重要原因。在本研究中，我们应用 Clavien-Dindo 并发症分级系统对肺癌术后并发症按照严重程度进行分级，并分析术后并发症的发生率，探讨不同分级术后并发症的危险因素。**方法：**回顾性分析 2013 年 6 月至 2014 年 12 月四川大学华西医院胸外科966 例行肺叶切除术的肺癌患者，依据术后 30 天内是否发生并发症将此 966 例患者分为并发症组与无并发症组；同时根据 Clavien-Dindo 分级系统将并发症分为 4 级，并针对不同分级的并发症进行危险因素分析。**结果：**966 例患者中，并发症组占 15.0%（145/966），发生总数 380 次；依据 Clavien-Dindo 分级系统将此 380 次并发症进行分级，其中 I 级、II 级、III 级、IV 级及以上分别占 6.8%、75.3%、15.0% 和 2.9%。Logistic 回归分析结果显示术前 FEV_1、肺一氧化碳弥散量（difusion capacity for carbon monoxide of the lung single breath，DLco SB）及术前合并 COPD 是术后并发症的独立危险因素；其中术前 FEV_1 是 I 级、II 级、III 级及以上并发症的独立危险因素。**结论：**在 Clavien-Dindo 分级系统下，II 级并发症在术后 30 天内最常见；FEV_1 与术后并发症的发生密切相关，可作为评估术后并发症发生风险的可靠指标之一。

【关键词】肺肿瘤；术后并发症；Clavien-Dindo 分级；危险因素

文献来源：李鹏飞，赖玉田，周坤，等.应用 Clavien-Dindo 分级系统对肺癌患者术后并发症分级及危险因素分析 [J]. 中国肺癌杂志，2017，20（4）：264-271.

[8] 肺癌肺叶切除患者术前存在气道定植菌与术后肺炎的发生有相关性吗?

【摘要】背景与目的:外科手术是目前治疗肺癌的主要手段,肺癌患者围手术期死亡的主要原因仍是术后肺炎。已有的研究结果显示致病性气道定植菌被认为是术后肺部并发症的一个独立危险因素,本研究旨在探讨术前致病性气道定植菌的存在与术后发生肺炎的关系及其危险因素。方法:横断面调查 2014 年 5 月至 2015 年 1 月连续收治于成都市 6 家三级甲等医院胸外科行手术治疗的 125 例非小细胞肺癌患者,术前经纤维支气管镜取气管及支气管内液细菌学标本,并检测术前血清肺表面活性蛋白 D(surfactant protein D,SP-D)水平,术后肺部相关并发症进行分析。结果:肺癌患者术前合并致病性气道定植菌的发生率为 15.2%(19/125),以革兰阴性菌为主(19/22,86.36%);肺癌患者术前合并致病性气道定植菌的高危因素为:高龄(≥ 75 岁)和长期吸烟史(吸烟指数 ≥ 400 年支);术后肺部相关并发症和术后肺炎发生率在肺癌合并致病性气道定植菌组(42.11%,26.32%)均显著高于非合并组(16.04%,6.60%)(P=0.021,P=0.019)。术前血清 SP-D 浓度在肺癌合并致病性气道定植菌(31.25 ± 6.09)显著高于非合并组(28.17 ± 5.23)(P=0.023)。并发术后肺炎患者中气道致病性定值菌发生率为 41.67%(5/12),其发生率是无手术后肺炎患者的 3.4 倍(OR=3.363,95%CI:1.467-7.711)。结论:肺癌患者合并致病性气道定植菌与术后肺炎发生密切相关,且高危险因素是高龄和长期吸烟史。

【关键词】肺肿瘤;致病性气道定植菌;肺表面活性蛋白 D;术后肺炎

文献来源:高珂,赖玉田,黄健,等.肺癌肺叶切除患者术前存在气道定植菌与术后肺炎的发生有相关性吗?[J].中国肺癌杂志,2017,20(4):239-247.

[9] 肺运动测试筛查和术前肺康复能有效减少肺癌术后肺部并发症的发生并加速康复

【摘要】背景:本文目的在于针对拟行手术治疗的高危肺癌患者进行心肺运动测试(cardiopulmonary exercise testing,CPET)筛查和术前肺康复,从而降低其术后并发症发生率并促进快速康复。方法:从 342 例行肺叶切除术的患者中纳入 142 例高危患者开展此研究,其中 71 例患者接受了术前高强度的肺康复训练(康复组),另外 71 例患者仅接受常规管理(对照组)。观察两组的术后并发症、平均住院天数、术后住院天数和费用。结果:通过吸烟史和 CPET 筛选出 142 例高危患者,CPET 过程中有 68 名患者出现气道高反应性(bronchial hyperresponsiveness,BHR),47 名患者呼气峰值流速 < 250 L/min。康复组患者术后并发症的总发生率显著低于对照组(16.90% vs 83.31%,P=0.00),PPC 的发生率也存在明显差异(12.81% vs 13.55%,P=0.009),而左肺的 PPC 发生率明显高于右肺(17.9% vs 2.3%,P=0.00)。对照组的平均天数明显高于康复组(P=0.03),但两组的平均住院费用无显著差异(P=0.304)。结论:肺切除术前

进行 CPET 有助于筛查高危患者，而术前肺康复训练能够有效降低术后并发症的发生并促进快速康复。

【关键词】心肺运动试验；快速康复；肺癌手术；肺康复训练

文献来源：Gao K，Yu P M，Su J H，et al. Cardiopulmonary exercise testing screening and pre-operative pulmonary rehabilitation reduce postoperative complications and improve fast-track recovery after lung cancer surgery：A study for 342 cases[J]. Thoracic cancer，2015，6（4）：443-449.

[10] 非小细胞肺癌患者术前肺康复训练前后血清肺表面活性蛋白 D（SP-D）改变与术后肺部并发症相关性的随机对照试验

【摘要】目的：探讨肺康复训练前后肺癌患者血清肺表面活性蛋白 D（SP-D）改变与 PPC 的相关性。方法：纳入华西医院胸外科 2015 年 3—12 月连续收治的合并高危因素且行手术治疗的非小细胞肺癌患者 80 例，随机分为康复组［36 例，男 25 例、女 11 例，平均年龄（63.98±8.32）岁］和对照组［44 例，男 32 例、女 12 例，平均年龄（64.58±6.71）岁］。康复组行 1 周的术前肺康复训练，分析两组患者术后 PPC、血清 SP-D 浓度。结果：康复组 PPC 发生率低于对照组，且差异有统计学意义（5.56%vs.22.73%，P=0.032），康复组肺康复前后血清 SP-D 水平下降幅度［（30.75±5.57）ng/mL vs（24.22±3.08）ng/mL 高于对照组（31.16±7.81）ng/mL vs（30.29±5.80）ng/mL，P=0.012］；非 PPC 组术前血清 SP-D 水平下降幅度显著高于 PPC 组（P=0.012）。结论：术前肺康复训练可以降低肺癌合并高危因素患者术后并发症发生率，血清 SP-D 水平变化程度可作为肺康复训练的评价指标。

【关键词】术前肺康复训练；肺表面活性蛋白 D（SP-D）；肺部并发症；肺癌

文献来源：高珂，赖玉田，黄健，等 . 非小细胞肺癌患者术前肺康复训练前后血清肺表面活性蛋白 D（SP-D）改变与术后肺部并发症相关性的随机对照试验[J]. 中国胸心血管外科临床杂志，2017，24（5）：330-337.

[11] 非小细胞肺癌患者的气道定植菌及其围手术期的改变

【摘要】背景：本研究主要目的为观察非小细胞肺癌（non-small cell lung cancer，NSCLC）患者的气道定植菌在围手术期的变化情况，并探究其临床意义。方法：纳入 2011 年 10 月—2012 年 4 月接受手术治疗的 NSCLC 患者进入此研究。在入院后、手术后和气管插管前收集患者的气道分泌物进行微生物学检查，并在患者术后出现肺炎征象时收集患者主动咳出的痰液。仔细记录分离出的病原体数据，并分析气道定植和术后肺炎的危险因素。结果：连续纳入了 78 例患者，其中 14 例患者入院时即出现了气道定植（17.9%），包括 4 例真菌和 10 例革兰阴性杆菌（Gram-negative bacilli，GNB）。有 5 名患者在手术结束时出现了气道定植菌，包括 3 例 GNB 和 2 例革兰阳性球菌（Gram-positive cocci，GPC）。另有 9 例患者拔管前气道分泌物的培养结果呈阳性，包括 7 例 GNB 和 2 例真菌。术后 18 例患者发生了肺炎，其中有 1 例伴有支气管胸膜瘘，1 例死于肺炎；在 11 例患者中确定了肺炎病原体，包括 9 例 GNB 和 2 例真菌。有 3 例患者的病原体与术前发现的定植菌相同，而具有抗药性的菌株比例逐渐增加。高龄〔比值比（odds ratio，OR）=2.263，95% 置信区间（confidence interval，CI）：1.030~4.970〕和吸烟（OR=2.163，95% CI：1.059~4.429）是气道定植的危险因素；而 CO 弥散功能降低（OR=5.838，95% CI：1.318~25.854）、手术时间过长（OR=6.366，95% CI：1.349~30.033）和术前气道定植菌（OR=9.448，95% CI：2.26~40.465）是术后肺炎发生的高危因素。**结论**：围手术期气道定植的病原体发生了变化，表现为具有耐药性的 GNB 明显增加。而这些病原体对术后肺炎的发生有着显著影响。

【关键词】 气道定植菌；非小细胞肺癌；手术；肺炎

文献来源：Mei J，Liu L，Tang M，et al. Airway bacterial colonization in patients with non-small cell lung cancer and the alterations during the perioperative period[J]. Journal of thoracic disease，2014，6（9）：1200-1208.

［12］肺癌患者围手术期预防性抗凝的临床价值分析

【摘要】背景：与目的肺癌患者围手术期肺栓塞（pulmonary embolism，PE）发生率有增高的趋势，预防肺栓塞是加速康复外科的重要组成部分，然而肺癌患者围手术期预防性抗凝时机仍存在争议。本研究旨在探讨肺癌患者围手术期应用抗凝药物预防肺栓塞的安全性和有效性。**方法**：连续收集 2016 年 6 月至 2016 年 12 月，在四川大学华西医院胸外科行胸腔镜肺解剖性肺切除术的肺癌患者共 562 例，其中 56 例肺癌患术前 12 小时开始应用低分子肝素（low molecular weight heparin，LMWH）抗凝直到出院；506 例患者术后 24 小时开始应用直到出院。分析围手术期胸腔引流量、术后出血和肺栓塞发生率、肺部相关并发症等。**结果**：①凝血酶原时间（prothrombin time，PT）、活化部分凝血活酶时间（activated partial thromboplastin time，APTT）和国际标准化比值（international normalized ratio，INR）在术前〔（11.5±3.9）s，（27.8±3.5）s，（0.96±0.06）s〕与术后抗凝组〔（11.4±1.4）s，（28.3±4.0）s，（0.98±0.07）s〕均无统计学差异（$P=0.796$，$P=0.250$，$P=0.137$）；Caprini 评分在术前（3.1±1.8）和术后（3.3±1.5）抗凝组也无统计学差异（$P=0.104$）。②麻醉时间和术中出血量在术前抗凝组〔（130.2±53.9）分钟，（76.8±49.3）mL〕和术后抗凝组〔（142.2±56.5）分钟，（73.7±41.6）mL〕均无统计学差异（$P=0.067$，$P=0.201$）。③术后 72 小时总引流量在术前抗凝组〔（728.1±505.7）mL〕显著高于术后抗凝组［（596.4±373.5）mL］（*P*=0.005），而两组患者术后总引流量［（1，066.8±1，314.6）mL，（907.8±999.8）mL］无差异（*P*=0.203）。④肺栓塞和术后出血发生率在术前（1.785%，1.785%）和术后（0.019%，0.039%）抗凝组均无显著性差异（*P*=0.525，*P*=0.300）。⑤皮下气肿和肺部感染发生率在术前（1.785%，14.285%）和术后（1.581%，6.324%）抗凝组均无显著性差异（*P*=0.989，*P*=0.085）。**结论**：肺癌患者术前或术后预防性应用抗凝药物临床效果相当。

【关键词】肺肿瘤；围手术期预防性抗凝；肺栓塞

文献来源：徐慧，廖虎，车国卫，等.肺癌患者围手术期预防性抗凝的临床价值分析 [J]. 中国肺癌杂志，2018，21（10）：767-772.

[13] Ⅰ期非小细胞肺癌患者肺叶切除术后心肺相关并发症种类及其危险因素分析

【摘要】**背景与目的**：随着医学技术的进步，医学检测手段的更新，体检筛查的普及以及社会健康意识的提高，越来越多的早期肺癌能够得到及时的发现并接受手术治疗，而关于患者术后并发症发生种类和高危因素的研究很少；针对Ⅰ期非小细胞肺癌（non-small cell lung cancer，NSCLC）术后并发症及其高危因素的研究，可为此类患者术后心肺相关并发症的预防、干预提供依据，并加速患者康复。**方法**：回顾性分析 2012 年 1 月至 2013 年 12 月四川大学华西医院胸外科行肺叶切除的Ⅰ期 NSCLC 患者 421 例，以术后 30 天是否发生心肺相关并发症分为并发症组和无并发症组。**结果**：最终 421 例患者被纳入研究，其中 64 例为并发症组（15.2%，64/421），357 例为非并发症组（84.8%，357/421）。421 例患者中，发生肺部感染的比例最高（8.8%，37/421），其他主要的并发症包括肺不张（5.9%，25/421）、中量以上胸腔积液（5.0%，21/421），持续性肺漏气（3.6%，15/421）等；术前合并 COPD（*P*=0.027），术前白细胞计数（*P* < 0.001），中性淋巴比（neutrophil lymphocyte ratio，NLR）（*P* < 0.001），术中出血量（*P*=0.034）以及手术时间（*P*=0.007）在两组间差异有统计学意义；采用二分类 logistics 回归分析后发现，术前白细胞计数（OR=1.451，95%CI：1.212~1.736，*P* < 0.001）、术前合并 COPD（OR=0.031，95%CI：0.012~0.078，*P* < 0.001）是术后发生心肺相关并发症的独立危险因素。**结论**：术前白细胞计数以及术前合并 COPD 是Ⅰ期肺癌患者术后心肺相关并发症发生的独立危险因素，可能可以作为预测术后心肺相关并发症的可靠指标。

【关键词】肺肿瘤；心肺相关并发症；危险因素

文献来源：赖玉田，苏建华，王铭明，等.Ⅰ期非小细胞肺癌患者肺叶切除术后心肺相关并发症种类及其危险因素分析 [J]. 中国肺癌杂志，2016，19（5）：286-292.

七、综述与述评

[1] 肺癌术后胸腔引流临床应用新进展

肺癌术后常规留置胸腔引流管，其目的在于引流胸腔积液与积气。随着加速康复外科理念的发展，传统胸腔引流在肺癌患者术后快速康复的负面影响日益彰显。近年来肺癌术后的胸腔引流工具、引流管理及引流观念都有更新和进展。本文结合国内外研究，对小孔径引流管的优势与不足、数字引流系统的应用、拔管时机的选择、无引流管安置的适应证、引流管口缝合方式、留置引流管的并发症等方面进行综述。

【关键词】胸腔引流管；胸腔镜手术；肺癌

文献来源：吴砚铭，车国卫.肺癌术后胸腔引流临床应用新进展 [J].中国胸心血管外科临床杂志，2020，27（3）：354–358.

[2] 速康复外科和日间手术模式在胸外科中的应用现状及发展前景

加速康复外科理念联合微创外科技术的临床实施所取得的良好效果体现在降低围手术期并发症的发生率并缩短住院时间，已广泛应用于不同专业的外科领域。日间手术模式的实施可缩短患者等待手术时间，减轻经济负担，对于胸外科而言，在医院等待的时间越短，越有利于患者身体以及心理恢复。随着微创技术和加速康复流程的广泛实施，加速康复外科在胸外科手术中的应用使部分胸外科手术在日间病房完成成为可能，同时日间胸外科手术也是加速康复外科理念实施的集中体现。本文就加速康复外科在胸外科手术领域的应用现状和日间手术模式在我国的发展前景做一综述。

【关键词】加速康复外科；日间手术；胸外科；围手术期

文献来源：沈诚，常帅，周坤，等.加速康复外科和日间手术模式在胸外科中的应用现状及发展前景 [J].中国肺癌杂志，2020，23（9）：800–805.

[3] 加速康复外科评价指标：病人报告结局在胸外科的临床应用现状与进展

加速康复外科临床应用的良好效果体现在降低围手术期并发症的发生率并缩短住院时间，但对围手术期的患者症状管理及术后患者生活质量的关注不够高。从患者报告的资料角度评估临床疗效越来越受到重视。结合目前国内外关于患者报告结局的研究成果，本文系统论述了病人报告结局的概念内涵、研究意义及在胸外科的临床应用现状，提出借鉴国外病人报告的临床结局研究模式，开展有中国特色的结合学科特点的相关研究，并对已有的文献报告进行总结及分析。

【关键词】加速康复外科；病人报告结局；健康相关生活质量；胸外科

文献来源：沈诚，李珏，李鹏飞，等.加速康复外科评价指标：病人报告结局在胸外科的临床应用现状与进展 [J]. 中国肺癌杂志，2019，22（3）：161–166.

[4] 中国胸外科围手术期气道管理指南（2020 版）

目的： 系统总结气道管理临床研究证据和临床共识，为医护人员围手术期气道管理提供临床指南。**方法：** 2019—2020 年，由 32 位专家提出 40 个临床问题，采用德菲尔法和 PICO（患者、干预措施、对照措施、结果指标）原则，最终纳入 12 个临床问题。检索 PubMed、Web of Science、万方、中国知网。检索时间为数据库建库至 2020 年 11 月。共纳入 160 篇文献，采用 GRADE 方法评价证据质量：A 级 18 篇、B 级 36 篇、C 级 69 篇、D 级 37 篇。基于证据，召开 4 次会议，提出 23 条推荐意见，其中强推荐 10 条、弱推荐 13 条。**结果：** 患者术前至少戒烟 4 周、须进行肺功能评估和肺康复训练，尤其是合并高危因素的患者至少肺康复训练 1 周；术中麻醉维持采用吸入或静脉麻醉，推荐选择短效药物，使用麻醉深度和肌肉松弛深度监测，推荐保护性通气策略；术后使用药物和机械性措施预防静脉血栓栓塞症，合理应用各种引流管，疼痛管理则推荐采用预镇痛、多模式镇痛；围手术期可使用吸入性糖皮质激素联合支气管扩张剂治疗，从而降低气道高反应性、缓解术后咳嗽。**结论：** 胸外科围手术期气道管理术前强调戒烟、肺功能评估及肺康复训练；术中强调麻醉药物合理应用和肺保护性通气策略；术后加强气道管理、疼痛管理和引流管管理，同时重视术后咳嗽评估与处理。

【关键词】 气道管理；胸外科；围手术期；临床指南；推荐意见

文献来源： 支修益，刘伦旭，车国卫. 中国胸外科围手术期气道管理指南（2020）[J]. 中国胸心血管外科临床杂志，2021，28（3）：251–262.

[5] 多学科围手术期气道管理中国专家共识（2018 版）

气道管理作为 ERAS 的重要环节之一，应用于临床可减少肺部并发症、降低死亡风险、再入院率和住院费用。《胸外科围手术期气道管理专家共识》（2012）和《多学科围手术期气道管理专家共识》（2016）的临床推广应用，促使围手术期气道管理与 ERAS 更紧密结合，临床效果更显著。因而，我们有必要根据临床实践经验并结合国内外最新研究证据，更新 2016 年版共识，促进围手术期气道管理在临床实践中的应用更合理和规范。

【关键词】 气道管理；多学科；专家共识；围手术期

文献来源： 车国卫，吴齐飞，邱源，等. 多学科围手术期气道管理中国专家共识（2018 版）[J]. 中国胸心血管外科临床杂志，2018，25（7）：545–549.

[6] 肺癌患者术前肺功能评定的现状与进展

随着肺外科治疗人群的变化和外科技术的进步，目前临床应用的术前肺功能评估方法已不能准确评估患者能否手术及手术风险。结合国内外关于肺功能评价的研究进展及临床实践，本文重点总结常用肺功能评估方法的优势与不足，肺功能临床应用价值及运动试验的临床应用现状与进展，旨在为临床合理评价术前心肺功能，降低手术风险和并发症提供参考。

【关键词】术前肺功能；肺手术；肺癌

文献来源：苏建华，车国卫.肺癌患者术前肺功能评定的现状与进展[J].中国肿瘤临床，2017，44（7）：301-305.

[7] 中国加速康复外科围手术期管理专家共识（2016）

加速康复外科指为使患者快速康复，在围手术期采用一系列经循证医学证据证实有效的优化处理措施，以减轻患者心理和生理的创伤应激反应，从而减少并发症，缩短住院时间，降低再入院风险及死亡风险，同时降低医疗费用。近年来，ERAS 理念在全球的应用已逐步拓展至骨科、心胸外科、妇产科、泌尿外科、普通外科等领域，均取得了良好效果。目前 ERAS 理念在国内尚处于不断完善与发展的过程，正在逐步形成中国特色的 ERAS 路径。在此背景下，普通外科、麻醉科、胸心外科、神经外科等领域的专家结合文献及 ERAS 在国内开展的实际情况，共同制定了《中国加速康复外科围手术期管理专家共识（2016）》，以进一步规范并促进多学科综合诊断与治疗模式下 ERAS 理念在国内临床实践中的应用。

【关键词】外科疾病；加速康复外科；共识

文献来源：赵玉沛，李宁，杨尹默，等.中国加速康复外科围术期管理专家共识（2016）[J].中华消化外科杂志，2016，15（6）：527-533.

[8] 华西医院日间手术快速康复（ERAS）规范

日间手术是一种按计划住院、手术，经过短暂的康复后于术后 24 小时内出院的手术模式，最早由苏格兰小儿外科医生 Nicoll 在 1909 年报道。近 30 年，由于微创外科技术的快速发展，日间手术已经作为一种较为成熟的手术模式，在世界范围内迅速发展，在提高医疗资源使用效率、降低患者医疗费用方面发挥了积极的作用。在欧美国家，日间手术占择期手术的 80% 以上。近 10 年国内日间手术在上海、四川、北京等地广泛开展，华西医院的日间手术量已占择期手术的 22% 左右，包括普外科、小儿外科、胸外科、泌尿外科、眼科、耳鼻喉科等十余个科室。

与普通住院手术相比，日间手术对医疗的安全性和术后康复的速度和质量要求更高。快速康复外科理念的提出极大地促进了日间手术模式的发展。ERAS 是 2001 年由丹麦外科医生 Kehlet 率先报道，其定义是采取具有循证医学证据的一系列围手术处理的优化措施，以减少手术患者的生理及心理的创伤应激，促进患者尽快康复。ERAS 一般包括以下几个方面：①术前患者教育；②更好的麻醉、止痛及微创外科技术，以减少手术应激反应、疼痛及不适反应；③强化术后康复治疗，包括早期下床活动及早期肠内营养。目前，ERAS 理念在胸外科、心外科、普外科、外科领域已广泛应用，研究表明 ERAS 可以显著缩短住院时间，降低术后并发症发生率、死亡率和医疗费用。华西医院日间手术中心于 2010 年将 ERAS 引入日间手术领域，实践证明 ERAS 既保证了日间手术患者的安全，又促进了快速恢复。

ERAS 方案的有效实施需要依靠外科、麻醉和护理等多学科的有效协作，为进一步规范和推进 ERAS 在日间手术领域的应用，我们制定了"华西医院日间手术的 ERAS 规范"以指导具体临床工作的开展。

【关键词】日间手术；快速康复；规范；麻醉管理；恶心、呕吐管理

文献来源：马洪升，程南生，朱涛，等.华西医院日间手术快速康复（ERAS）规范 [J].中国胸心血管外科临床杂志，2016，23（2）：104-106.

[9] 术前肺康复运动训练在肺癌患者中的应用现状

肺康复在肺癌患者中的应用越来越受到重视，系统性回顾国内外相关文献发现，目前研究结果表明术前肺康复运动训练在围手术期的价值尤为重要，它能有效地改善肺癌患者的运动耐量和生活质量、减少术后并发症，缩短术后住院时间并增加手术机会。但证据来源于小样本的临床研究，且训练方案缺乏标准化的治疗规范。期待更多的临床研究论证，使术前肺康复运动训练成为肺癌综合治疗的重要组成部分，让肺癌患者得到更多的获益。

【关键词】术前肺康复；运动训练；围手术期；肺癌

文献来源：王一帆，高科，沈晨，等.术前肺康复运动训练在肺癌患者中的应用现状 [J].中国胸心血管外科临床杂志，2016，23（1）：66-71.

[10] 肺康复在肺癌围手术期应用现状与进展

行手术治疗肺癌患者，围手术期呼吸道并发症占所有术后并发症的 2%~20%，在所有围手术期死亡患者 20%~67% 死于呼吸道并发症，尤其是肺部感染。呼吸道并发症不仅是肺癌患者术后面临的主要风险之一，而且还严重影响患者术后生存质量。手术治疗是早期肺癌的首选治疗方式，随着肺癌早期诊断技术的发展和外科治疗水平的提高，使得越来越多的肺癌患者获得了手术机会，同时合并 COPD 和低心肺功能的手术治疗人群增加，由此导致围手术期心肺并发症发病率和死亡率增高，并使得患者术后呼吸困难症状增多，运动耐力减弱，从而导致术后生存质量降低。肺康复通过心肺康复评估，采用多学科和综合的干预，针对性制定并实施心肺康复计划，改善患者的心肺功能，从而改善呼吸困难、提高运动耐力、提高生存质量，达到长期生存。目前肺康复的相关研究多集中在

COPD 患者，其对稳定期 COPD 患者的运动耐力的提高、生存质量改善的效果已在诸多文献中得到肯定。在围手术期进行心肺康复评估及肺康复治疗能有效预防及改善术后患者心肺并发症、提高患者肺功能、运动耐力，改善术后生存质量。但肺康复在肺癌围手术期的应用国内文献报道尚少，现将其综述如下。

文献来源：沈春辉，车国卫. 肺康复在肺癌围手术期应用现状与进展 [J]. 中国康复医学杂志，2011，26（7）：686–689.

[11] 速康复外科理念在日间手术中的实践

日间手术是一种按计划住院、手术，经过短暂的康复后于 24 小时内出院的一种手术模式，该模式在国外已经有 100 多年的历史了，最早是由苏格兰的小儿外科医生 Nicoll 报道。近二三十年在欧美国家得到了迅猛发展，已占其择期手术的 80% 以上。同内近 8 年在上海、四川、北京等地大幅开展，华西医院、上海仁济医院的日间手术量亦达到其择期手术的 22% 左右。日间手术近年在国内外能得以大力发展主要是由于医疗技术尤其是微创技术的大力发展为间手术的实践提供了技术上的保证，其次是由于全世界各个国家的卫生系统均面临着民众日益增长的健康需求与医疗资源相对不足的矛盾，为了解决这个矛盾就必须提高医疗资源的使用效率，减少患者在暖院的住院时间或开展家庭病床，日间手术模式就是措施之一。近几年来快速康复外科（fast track surgery，FTS）理念的提出进一步加速广日间手术的发展 FTS 是 2001 年由 Wilmore 等人率先提出的，其定义是采用有循证医学证据的围手术期处理的一系列优化措施，以减少手术患者的生理及心理的创伤应激，达到快速康复。江志伟等率先在国内引入 FTS 理念，在胃肠外科领域的实践中取得了很好的效果。华西医院日间手术中心于 2010 年将 FTS 引入到日间手术领域，通过实践证明，FTS 对日间手术患者的安全及恢复质量起到了重要作用。现拟就华西医院如何将 FTS 融入日间手术领域的情况介绍如下。

文献来源：马洪升，蒋丽莎，刘洋，等. 快速康复外科理念在日间手术中的实践 [J]. 中国普外基础与临床杂志，2015，22（11）：1384–1385.

[12] 肺癌术后胸腔闭式引流术应用的新观念

肺叶切除术后应用传统胸腔闭式引流术，被大多数胸外科医生所采用的主要原因：一是引流效果好；二是经验、习惯和观念。外科技术的发展和医疗观念的更新使传统胸腔闭式引流术在临床应用中的不足越来越明显，但尚未引起足够重视。近几年对肺癌术后引流问题无论是应用方法还是观念都有更新和发展。本文将结合国内外研究进展和我们工作中的体会，从以下三方面进行概述：一是胸腔引流术应用现状和存在问题；二是常规水封引流系统加用负压吸引之优势与不足；三是单胸腔引流管的临床应用进展与争议。

【关键词】胸腔闭式引流术；肺叶切除术；肺肿瘤

文献来源：时辉，梅龙勇，车国卫.肺癌术后胸腔闭式引流术应用的新观念[J].中国肺癌杂志，2010，13（11）：999-1003.

[13] 基于患者报告结局的症状管理在肺癌外科的应用现状

肺癌患者术后症状负担重，严重影响其生活质量。症状管理是医疗照护的基石，基于患者报告结局（patient-reported outcome，PRO）的症状管理越来越被认为是在临床实践"以患者为中心"医疗照护的最佳模式。但是，该模式在肺癌外科的精准实施受阻于目前肺癌手术特异性量表、具体实施规范、临床应用参数和高质量研究缺乏等问题。精简的量表和电子 PRO 平台的使用可望使实施的可行性得到大大提高。目前，基于 PRO 的症状管理在肺癌外科中的应用尚处于探索阶段，尚需要在临床研究和临床实践中不断完善。

【关键词】患者报告结局；症状管理；肺癌外科；临床应用

文献来源：戴维，石丘玲，李强，等.基于患者报告结局的症状管理在肺癌外科的应用现状[J].中国胸心血管外科临床杂志，2020，27（10）：1228-1234.

[14] 加速康复外科：肺癌手术日间化现状与策略

加速康复外科理论、手术器械和治疗病种的变化，均需要重新审视现在的临床治疗观念和操作流程。ERAS 理念从兴起到完善，为复杂却风险低的手术日间化提供了理论和技术支持。结合最近的国内外临床实践，以肺癌为例，分析肺癌手术日间化面临的问题与应对策略。从以下几方面论述：一是肺癌患者由住院手术转为日间手术（ambulatory surgery day surgery）的必要性与可行性；二是肺癌手术日间化的团队及平台建设；三是肺癌日间手术操作流程及围手术期管理需要优化；四是利用"分级诊疗 - 日间手术"模式保障患者安全；五是肺癌日间手术临床应用前景。

【关键词】加速康复外科；日间手术；分级诊疗；肺肿瘤

文献来源：车国卫.加速康复外科：肺癌手术日间化现状与策略[J].中国肺癌杂志，2020，23（1）：1-4.

[15] 加速康复外科模式下胸外科手术不置管的临床应用

加速康复外科的理念已经在临床实践和微创手术中得到了快速发展。除了微创外科手术外，围手术期的管道管理也引起了广泛关注。而无管微创治疗包括了在手术过程中不放置导尿管和术后不安置胸引管。我们总结了所有关于胸外科手术患者不安置导尿管和胸引管的文献报道，以及不置管对术后住院时长和并发症的影响。然后我们发现手术后不安置胸引管和导尿管对患者而言似乎是安全且有益的。

【关键词】快速康复外科；导尿管；胸腔引流管

文献来源：Shen C，Che G. No drains in thoracic surgery with ERAS program[J]. Journal of cardiothoracic surgery，2020，15（1）：112.

[16] 加速康复外科——临床应用加减之间？

加速康复外科理念诞生与微创外科技术进步密切相关。ERAS 发展过程中利用技术，又融入人文因素，使其高于技术，而丰富 ERAS 的内涵和外延。结合近年 ERAS 在外科各领域的进展，总结 ERAS 临床应用的现状与策略：一是微创技术进步使 ERAS 理念的临床应用成为必然；二是外科学理论与技术的发展，深入与扩大了 ERAS 的内涵与外延；三是 ERAS 临床应用需要我们更新观念；四是 ERAS 的临床实践需要在医疗服务和医疗干预之间合理选择；五是 ERAS 临床应用加减之间应用的现实问题与策略。从而深入理解 ERAS 的真正临床意义，更好地指导临床实践。

【关键词】加速康复外科；人文因素；医疗服务；医疗干预

文献来源：车国卫.加速康复外科——临床应用加减之间？[J]. 中国肺癌杂志，2019，22（11）：681-686.

[17] 无管微创治疗：加速康复外科的新进展

加速康复外科的理念目前已被广大外科医师所熟知，而 ERAS 模式的实现需要与微创外科技术紧密结合。在过去的 30 年里，通过多学科团队的合作，ERAS 与微创外科结合的临床实践得到了极大发展。无管微创治疗包括术中不进行气管插管、不安置导尿管和术后不留置胸腔引流管等。如果能够将这些围手术期的管理措施与多模式的医疗护理方案有效结合，则可以实现基于 ERAS 模式的微创外科治疗。

【关键词】无管微创治疗；加速康复外科

文献来源：Shen C，Che G. Tubeless minimally invasive treatment：taking a new step in enhanced recovery after surgery（ERAS）[J]. Thoracic cancer，2019，10（11）：2067-2070.

[18] 加速康复外科之围手术期肺康复的临床价值

加速康复外科临床应用的良好效果体现在降低围手术期并发症的发生率并缩短住院时间，但不同的病种和手术方式在运用加速康复外科理念时都有其关键技术和策略。加速肺康复的关键技术是微创手术，且已得到普遍应用；主要策略是对合并高危因素的肺癌患者围手术期的肺康复训练与系统管理，其核心是肺康复训练，但肺康复训练的临床方案却不成熟。该文主要就术前肺康复训练方案的最佳适用人群、可操作的肺康复方案及其临床应用价值进行综述。

【关键词】加速康复外科；肺康复；围手术期；肺肿瘤

文献来源：车国卫.加速康复外科之围手术期肺康复的临床价值[J].华西医学，2018，33（1）：104-107.

[19]加速康复外科——人文 or. 技术？

外科技术进步和器械的更新必然促进手术方式的变化，技术的发展导致外科观念更新。加速康复外科的理念使外科的内涵从"治疗疾病"转变为"治病救人"，外延也从"单纯手术"变为"促进康复"。但加速康复外科的理念来源于外科技术进步，但又高于外科技术，体现在更加重视"人"，而将安全和康复置于具体外科治疗之上。主要体现有：一是 ERAS 重视术前多学科评估（以病人为中心），选择合适的（个性化）治疗方案，降低并发症和死亡率；二是 ERAS 重视术前准备（以问题为导向），高危因素的多科协作预防，减少创伤并预防并发症，节约医疗成本；三是 ERAS 强调优化围手术期流程，改变（医务工作者）工作习惯与模式。总之，将 ERAS 理念应用于围手术期从管理到治疗的各个环节，每个环节争取做到"减少应激和创伤"，完美体现"no pain and no risk"的理念。

【关键词】加速康复外科；人文；技术

文献来源：车国卫.加速康复外科——人文 or 技术？[J].中国肺癌杂志，2018，21（3）：168-172.

[20]加速康复外科从理论到实践——我们还需要做什么？

加速康复外科的临床实践已有充分的证据改变了外科手术的结果，缩短住院日并节约费用。但是目前 ERAS 无论是被应用的广度还是深度却远远不够，原因何在呢？我们分析可能主要原因是缺少"可操作、可评估、可重复"的临床方案。可操作主要是指临床方案简单易行，团队和患者依从性均好；可评估是指方案应用前、中、后均有客观评估标准及处理方案；可重复是临床方案在本单位及推广过程中重复性好。

【关键词】加速康复外科；ERAS 方案；可操作；可评估；可重复

文献来源：车国卫，刘伦旭，周清华.加速康复外科从理论到实践——我们还需要做什么？[J].中国肺癌杂志，2017，20（4）：219-225.

[21]肺康复训练有助于肺癌患者术后快速康复吗？

肺癌合并高危因素患者增加了手术风险及术后并发症的发生率，术前评估和肺康复训练可以改善这部分患者外科治疗结果。本文旨在解读术前评估与肺康复训练方案及其临床应用效果。肺癌患者术前合并的常见高危因素包括高龄和吸烟史、气管定植菌（airway bacterial colonization）、气道高反应性（airway high response，AHR）、呼吸峰值流速（peak expiratory flow，PFE）、边缘肺功能（marginal pulmonary function，MPF）。术前肺康复训练使术后肺部相关并发症及肺部感染发生率均下降约 5 倍。术前行肺康复训练患者术后住院时间较未行肺康复训练患者缩短 23 天。

【关键词】肺康复训练；高危因素；肺部并发症；肺癌

文献来源：车国卫，刘伦旭 . 肺康复训练有助于肺癌患者术后快速康复吗？[J]. 中国胸心血管外科临床杂志，2017，24（8）：575–579.

[22] 加速肺康复外科，需要精准治疗吗？

加速康复外科理念已得到医护的认可，多学科协作是 ERAS 实践的前提。但现有临床方案实施效果却差异很大，原因何在呢？分析主要原因是统一方案不一定适应于所有手术患者，是否存在"过度医疗"呢？换言之，ERAS 是否也需要精准治疗呢？本文主要以肺手术后的加速肺康复（enhanced lung recovery after surgery，ELRAS）为例，分析 ERAS 精准治疗的必要性及达到的临床效果。一是术前需要肺康复训练的患者人群界定要准确（高危因素的评估标准要精准），肺康复训练为核心，以降低术后并发症为目的；二是术前有明确症状的患者，术前肺康复训练方案也应精准，以控制症状和改善患者生活质量为目的；三是术前无症状及严重相关伴随疾病患者，以优化围手术期流程（精准去掉不必要的操作）为主，以提高患者住院舒适度和缩短平均住院日为目的。总之，加速肺康复外科不是做"加法"而是做"减法"。

【关键词】加速康复外科；加速肺康复外科；精准医学

文献来源：车国卫，刘伦旭 . 加速肺康复外科，需要精准治疗吗？ [J]. 中国肺癌杂志，2017，20（8）：549–554.

[23] 加速肺康复外科临床实践及证据

加速康复外科方案临床应用的多样性，取决于病种和团队而不同。肺术后都有哪些证据有利于 ELRAS 的临床实践呢？本文主要从围手术期可采用的措施及方法进行回顾性分析：术前强调教育及高危因素的评估及预防，术中微创手术及流程优化，术后关注以疼痛为主的症状管理。

【关键词】加速康复外科；加速肺康复；肺外科

文献来源：车国卫 . 加速肺康复外科临床实践及证据 [J]. 中国肺癌杂志，2017，20（6）：371–375.

[24] 肺癌加速康复外科体系的建立及优化

加速康复外科理念应用于不同疾病及学科均有其相应的关键技术及流程与体系。肺癌微创外科的核心是 ELRAS，而 ELRAS 的关键技术是气道管理和肺保护。气道管理和肺保护的实现需要医、护、康一体及多学科协作，从而形成肺癌患者加速肺康复的完整体系。主要包括以下几方面：一是 ERAS 方案实施的各个环节均有准确、客观的评估体系；二是 ERAS 方案简单、易行且具有可重复性；三是 ERAS 方案临床应用效果具有精准严谨评价体系；四是以问题为导向的团队架构。总之，加速肺康复外科体系需要在临床实践中不断优化与完善。

【关键词】加速康复外科；加速肺康复；肺外科；肺肿瘤

文献来源：车国卫 . 肺癌加速康复外科体系的建立及优化 [J]. 中国肺癌杂志，2017，20（12）：795–799.

[25] 加速康复外科临床应用现状与思考

加速康复外科理念已被大家广泛接受，微创理念和技术运用和多学科合作已在众多外科手术中应用，且取得了比较好的临床效果，但临床应用中也有争议，这些争议阻碍了 ERAS 的推广。本文从以下几方面综述 ERAS 应用中的共识和争议：① ERAS 理念演进及其内涵和外延的变化；② ERAS 临床应用效果评价标准的共识与争议？③医生和患者应用 ERAS 依从性差的原因？④多模式和多学科协作在 ERAS 临床应用中的作用；⑤ ERAS 临床应用中的困难与对策。

【关键词】加速康复外科；围手术期管理；多学科团队；康复

文献来源：车国卫，刘伦旭，石应康 . 加速康复外科临床应用现状与思考 [J]. 中国胸心血管外科临床杂志，2016，23（3）：211–215.

[26] 快速肺康复需要围手术期流程优化

加速康复外科理念已深入人心，微创外科技术和多学科协作是其实现的现实途径。如何基于微创技术使多学科真正围绕快速康复开展工作，需要围手期管理（程序和治疗）流程优化和医护一体化。胸外科基于胸腔镜技术的微创手术应体现在围手术期通过流程优化建立"舒适化"病房，提高生活质量的基础上不断优化快速康复方案与流程。本文主要围绕胸腔镜肺叶切除术阐述实现快速肺康复围手术期可能需要优化的流程：①术前准备：术前高危因素的评估及合理术前训练计划的准确实施；②麻醉及管道管理："个体化"麻醉的可行性及常规术中应用过多管道是否必需？③"舒适化"病房的建立：术后监测与处理方法是否需要优化？④症状管理与快速康复方案持续优化；5多学科协作和医护一体化在加速康复外科中的作用。

【关键词】微创胸外科；舒适化病房；加速康复外科；围手术期流程管理

文献来源：车国卫，李为民，刘伦旭 . 快速肺康复需要围手术期流程优化 [J]. 中国胸心血管外科临床杂志，2016，23（3）：216–220.

[27] 肺癌合并慢性阻塞性肺疾病患者围手术期气道管理现状

肺癌患者均合并不同程度的 COPD，而 COPD 导致的肺功能降低对其能否手术治疗及术后并发症发生具有重要的影响。研究证明围手术期气道管理可以有效改善患者肺功能且减少术后并发症。本文针对近年来气道管理的临床应用现状及进展进行综述，主要有以下几方面：①围手术期气道管理的必要性；②围手术期气道管理的药物治疗现状与特点；③围手术期应用气道管理在改善肺功能中的价值；④围手术期需要气道管理的最佳人群；⑤围手术期气道管理应用存在的问题。

【关键词】围手术期气道管理；慢性阻塞性肺疾病；肺肿瘤

文献来源：车国卫，支修益 . 肺癌合并慢性阻塞性肺疾病患者围手术期气道管理现状 [J]. 中国肺癌杂志，2014，17（12）：884–888.

参考文献

［1］梁廷波.加速康复外科理论与实践［M］.北京：人民卫生出版社，2018.

［2］李为民，刘伦旭.呼吸系统疾病基础与临床［M］.北京：人民卫生出版社，2017.

［3］车国卫，杨梅，刘伦旭.加速康复外科——华西胸外科实践［M］.长沙：中南大学出版社，2017.

［4］刘伦旭，喻鹏铭.呼吸物理治疗——值班医师手册［M］.第2版.天津：天津科技翻译出版有限公司，2014.

［5］普赖尔，普拉萨德.成人和儿童呼吸与心脏问题的物理治疗［M］.喻鹏铭，车国卫译.北京：北京大学医学出版社，2010.

［6］石应康.地震伤的分级整合救治［M］.北京：人民卫生出版社，2012.

［7］中华医学会胸心血管外科学分会胸腔镜外科学组，中国医师协会胸外科医师分会微创外科专家委员会.中国胸外科围手术期疼痛管理专家共识（2018版）［J］.中国胸心血管外科临床杂志.

［8］Liu L，Mei J，He J，et al.International expert consensus on the management of bleeding during VATS lung surgery[J]. Annals of Translational Medicine，2019，7（23）：712-712.

［9］Gao S，Barello S，Chen L，et al.Clinical guidelines on perioperative management strategies for enhanced recovery after lung surgery[J]. Translational Lung Cancer Research，2019，8（6）：1174-1187.

［10］王天佑，李单青，崔永，等.胸外科围手术期肺保护中国专家共识（2019版）［J］.中国胸心血管外科临床杂志，2019，26（9）：7-14.

［11］车国卫，吴齐飞，邱源，等.多学科围手术期气道管理中国专家共识（2018版）［J］.中国胸心血管外科临床杂志，2018，25（7）：7-11.

［12］支修益，何建行，刘伦旭，等.多学科围手术期气道管理专家共识（2016年版）［J］.中国胸心血管外科临床杂志，23（7）：5.

［13］中华医学会呼吸病学分会.雾化吸入疗法在呼吸疾病中的应用专家共识［J］.中华医学杂志，2016，96（34）：13.

［14］赵玉沛，李宁，车国卫，等.中国加速康复外科围手术期管理专家共识（2016）［J］.中华外科杂志，2016，54（6）：413-418.

［15］Lai Y，Wang X，Zhou K，et al.The Feasibility and Safety of No Placement of Urinary Catheter Following Lung Cancer Surgery：A Retrospective Cohort Study With 2 495 Cases[J].Journal of Investigative Surgery，2019（5）：1–8.

［16］Wang Y，Hu X，Huang Y，et al.Prognostic value of the C–reactive protein to albumin ratio in esophageal cancer：A systematic review and meta–analysis[J]. Kaohsiung J Med Sci，2019（9）：12129.

［17］Pengfei，Shuangjiang，Guowei，et al. Role of chest tube drainage in physical function after thoracoscopic lung resection.[J]. Journal of thoracic disease，2019，11（Suppl 15）：S1947–S1950.

［18］Y Wang，D Huang，WY Xu，et al.Prognostic Value of Pretreatment Lymphocyte–to–Monocyte Ratio in Non–Small Cell Lung Cancer：A Meta–Analysis[J]. Oncology Research and Treatment，2019，42（10）：1–8.

［19］Yan，Wang，Yina，et al. Prognostic value of the pretreatment systemic immune–inflammation index（SII）in patients with non–small cell lung cancer: a meta–analysis.[J]. Annals of translational medicine，2019，7（18）：433–433.

［20］Wang Y，Chen L，Wu Y，et al.The prognostic value of modified Glasgow prognostic score in patients with esophageal squamous cell cancer：a Meta–analysis[J]. Nutrition and Cancer，2019，72（1）：1–9.

［21］Wang Y，Li P，Li J，et al.The prognostic value of pretreatment Glasgow Prognostic Score in patients with esophageal cancer：a meta–analysis[J]. Cancer Management and Research，2019，Volume 11：8181–8190.

［22］Li S J，Lv W Y，Du H，et al.Albumin–to–alkaline phosphatase ratio as a novel prognostic indicator for patients undergoing minimally invasive lung cancer surgery：A prospective propensity score matching study[J]. International Journal of Surgery（London，England），2019，69.

［23］Li S，Zhang W，Yang Z，et al.Systemic Inflammation Score as a Novel Prognostic Indicator for Patients Undergoing Video–Assisted Thoracoscopic Surgery Lobectomy for Non–Small–Cell Lung Cancer[J].J Invest Surg，2019，Jul，15：1–13.

［24］Wei X，Li S，Cheng S，et al. Does daily chest ultrasound in the postoperative period contribute to an enhanced recovery after surgery pathway for patients undergoing general thoracic surgery[J]. J Thorac Dis，2019（1）．

［25］Li S，Yang Z，Du H，et al. Novel systemic inflammation response index to predict prognosis after thoracoscopic lung cancer surgery： a propensity score ___atching study[J]. ANZ Journal of Surgery，2019，89（11）．

［26］Lai Y，X Wang，Zhou K，et al.Impact of one-week preoperative physical training on clinical outcomes of surgical lung cancer patients with limited lung function：a randomized trial[J]. Annals of translational medicine，2019，7（20），544.

［27］Li S，Wang Z，Zhang W，et al.Systemic inflammation score： a novel risk stratification tool for postoperative outcomes after video-assisted thoracoscopic surgery lobectomy for early-stage non-small-cell lung cancer[J]. Cancer Management and Research，2019，11：5613-5628.

［28］Shen C，Che G.Tubeless minimally invasive treatment： taking a new step in enhanced recovery after surgery（ERAS）[J]. Thoracic Cancer，2019，10（2）．

［29］Li SJ，Wang ZQ，Che GW，.Fat-free mass index is superior to body mass index as a novel risk factor for prolonged air leak complicating video-assisted thoracoscopic surgery lobectomy for non-small-cell lung cancer[J].J Thorac Dis. 2019;11（5）：2006-2023.

［30］Li S，Che G，Liu L，et al. Does the "obesity paradox" really exist in lung cancer surgery? -maybe we should recognize what is the "obesity" first[J].J Thorac Dis. 2019，11（Suppl 3）：S291-S295.

［31］Li S，Che G.Authors' response：it's time to consider integrating the degree of pulmonary fissure completeness into a morbidity risk scoring system for video-assisted thoracoscopic pulmonary resections[J].J Thorac Dis. 2018，10（12）：E825-E827.

［32］Li S，Che G，Shen C，et al. Current situation and consideration on the enhanced recovery protocols in lung cancer surgery[J]. Journal of Thoracic Disease，2018，10（S33）：S3855-S3858.

［33］Li P，Li J，Lai Y，et al.Perioperative changes of serum albumin are a predictor of postoperative pulmonary complications in lung cancer patients： a retrospective cohort study[J].J Thorac Dis. 2018，10（10）：5755-5763.

[34] Lin R, Che G . Risk factors of cough in non-small cell lung cancer patients after video-assisted thoracoscopic surgery[J].Journal of Thoracic Disease, 2018, 10（9）: 5368-5375.

[35] Shuangjiang, Li, Yan, et al.Body surface area as a novel risk factor for chylothorax complicating video-assisted thoracoscopic surgery lobectomy for non-small cell lung cancer[J].Thoracic Cancer, 2018.

[36] Li S, Che G. Estimated intraoperative blood loss correlates with postoperative cardiopulmonary complications and length of stay in patients undergoing video-assisted thoracoscopic lung cancer lobectomy: a retrospective cohort study[J]. BMC Surg, 2018, 18（1）: 29.

[37] Lai Y, Wang X, Li P, et al.Preoperative peak expiratory flow（PEF） for predicting postoperative pulmonary complications after lung cancer lobectomy: A prospective study with 725 cases[J]. Journal of Thoracic Disease, 2018, 10（7）: 4293-4301.

[38] Lai Y, Wang X, Zhou H, et al.Is it safe and practical to use a Foley catheter as a chest tube for lung cancer patients after lobectomy? A prospective cohort study with 441 cases[J]. International Journal of Surgery, 2018: S1743919118315218-.

[39] Li P, Shen C, Wu Y, et al.It is safe and feasible to omit the chest tube postoperatively for selected patients receiving thoracoscopic pulmonary resection: a meta-analysis[J].Journal of Thoracic Disease, 2018, 10 （5）: 2712.

[40] Shuangjiang L, Kun Z, Pengfei L, et al.Is surgical Apgar score an effective assessment tool for the prediction of postoperative complications in patients undergoing oesophagectomy?[J].Interactive Cardiovascular and Thoracic Surgery（5）: 5.

[41] Lin R, Che G.Validation of the Mandarin Chinese version of the Leicester Cough Questionnaire in non - small cell lung cancer patients after surgery[J]. Thoracic Cancer, 2018, 9（4）.

[42] Li S, Zhou K, Wang M, et al.Degree of pulmonary fissure completeness can predict postoperative cardiopulmonary complications and length of hospital stay in patients undergoing video-assisted thoracoscopic lobectomy for early-stage

lung cancer[J]. Interactive CardioVascular and Thoracic Surgery，2017.

［43］Li S，Zhou K，Du H，et al.Body surface area is a novel predictor for surgical complications following video-assisted thoracoscopic surgery for lung adenocarcinoma：a retrospective cohort study[J]. Bmc Surgery，2017，17（1）.

［44］Che，Guowei，Fan，et al.Systematic review of prognostic roles of body mass index for patients undergoing lung cancer surgery：does the 'obesity paradox' really exist?[J]. European Journal of Cardio Thoracic Surgery Official Journal of the European Association for Cardio Thoracic Surgery，2017.

［45］Li S，Zhou K，Che G，et al.Enhanced recovery programs in lung cancer surgery：Systematic review and meta-analysis of randomized controlled trials[J].Cancer Management and Research，2017，Volume 9：657-670.

［46］Zhou K，Su J，Lai Y，et al.Short-term inpatient-based high-intensive pulmonary rehabilitation for lung cancer patients：is it feasible and effective?[J]. Journal of Thoracic Disease，2017，9（11）：4486.

［47］Lai Y，Su J，Qiu P，et al. Systematic short-term pulmonary rehabilitation before lung cancer lobectomy：a randomized trial[J].Interactive Cardiovascular and Thoracic Surgery，2017（3）：3.

［48］SJ L，ZQ W，YJ L，et al.Diabetes mellitus and risk of anastomotic leakage after esophagectomy：a systematic review and meta-analysis[J]. Diseases of the Esophagus，2017（6）：1-12.

［49］Huang J，Lai Y，Zhou X，et al.Short-term high-intensity rehabilitation in radically treated lung cancer：a three-armed randomized controlled trial[J]. Journal of Thoracic Disease，2017，9（7）：1919.

［50］Huang J，Lai Y，Gao K，et al.Surfactant Protein-D：A sensitive predictor for efficiency of preoperative pulmonary rehabilitation[J].International Journal of Surgery，2017，41：136-142.

［51］Shuangjiang L，Wenyu L，Kun Z，et al.Does the fissureless technique decrease the incidence of prolonged air leak after pulmonary lobectomy?[J]. Interactive Cardiovascular and Thoracic Surgery，2017（1）：1.

［52］Lai Y，Jian H，Mei Y，et al.Seven-day intensive preoperative rehabilitation for elderly patients with lung cancer：a randomized controlled trial.[J].Journal of Surgical Research，2017，209：30–36.

［53］Li S，Wang Z，Huang J，et al.Clinicopathological and prognostic significance of mTOR and phosphorylated mTOR expression in patients with esophageal squamous cell carcinoma：a systematic review and meta–analysis[J]. Bmc Cancer，2016，16（1）：877.

［54］Fan J，Zhou K，Li S，et al.Incidence，risk factors and prognosis of postoperative atrial arrhythmias after lung transplantation： a systematic review and meta–analysis[J].Interactive Cardiovascular & Thoracic Surgery（5）：ivw208.

［55］Li SJ，Fan J，Zhou J，et al.Diabetes Mellitus and Risk of Bronchopleural Fistula After Pulmonary Resections：A Meta–Analysis[J].Annals of Thoracic Surgery，2016：328–339.

［56］Shen C，Che G.A Different Method in Diagnosis of Multiple Primary Lung Cancer[J]. J Thorac Oncol，2016，11（4）：e53–54.

［57］Shuangjiang，Li，Jun，et al.Neoadjuvant therapy and risk of bronchopleural fistula after lung cancer surgery： a systematic meta–analysis of 14 912 patients[J]. Japanese Journal of Clinical Oncology，2016.

［57］Lai Y，Shen C，Wang X，et al.Status and perspectives of detection by low–dose computed tomography or computed radiography in surgical patients with lung cancer，based on a five–year study[J].Thoracic Cancer，2015.

［58］Lai Y，Du H，Xin W，et al.Status and Perspectives of Clinical Modes in Surgical Patients With Lung Cancer：A Retrospective Study[J].Medicine，2016，95（2）：e2429.

［59］Shuangjiang，Li，Jun，et al.Residual disease at the bronchial stump is positively associated with the risk of bronchoplerual fistula in patients undergoing lung cancer surgery： a meta–analysis.[J].Interactive cardiovascular and thoracic surgery，2016.

［60］Gao K，Yu P M，Su J H，et al. Cardiopulmonary exercise testing screening and pre–operative pulmonary rehabilitation reduce postoperative complications and improve fast–track recovery after lung cancer surgery：A study for 342 cases[J]. Thoracic Cancer，2014.

［61］Mei J，Liu L，Tang M，et al. Airway bacterial colonization in patients with non-small cell lung cancer and the alterations during the perioperative period[J]. Journal of Thoracic Disease, 2014, 6（9）: 1200-1208.

［62］董映显，朱道君，车国卫，等.肺癌日间手术操作流程与临床应用效果分析 [J]. 中国肺癌杂志，2020，23（2）：7.

［63］车国卫.加速康复外科：肺癌手术日间化现状与策略 [J]. 中国肺癌杂志，2020，23（1）：4.

［64］车国卫.加速康复外科——临床应用加减之间 ?[J]. 中国肺癌杂志，2019，22（11）：6.

［65］沈诚，李珏，李鹏飞，等.加速康复外科评价指标：病人报告结局在胸外科的临床应用现状与进展 [J]. 中国肺癌杂志，2019，22（3）：6.

［66］李鹏飞，赖玉田，周坤，等.肺癌患者围手术期振动正压呼气训练有助于加速康复吗 ?[J]. 中国肺癌杂志，2018，21（12）：6.

［67］车国卫.加速康复外科——人文 or 技术 ?[J]. 中国肺癌杂志，2018，21（3）：5.

［68］车国卫.肺癌加速康复外科体系的建立及优化 [J]. 中国肺癌杂志，2017，20（12）：5.

［69］李鹏飞，赖玉田，周坤，等.应用 Clavien-Dindo 分级系统对肺癌患者术后并发症分级及危险因素分析 [J]. 中国肺癌杂志，2017，20（4）：8.

［70］林嵘嘉，车国卫，徐志华，等.中文版莱斯特咳嗽问卷的改良及验证 [J]. 中国肺癌杂志，2017，20（7）：5.

［71］车国卫.加速肺康复外科临床实践及证据 [J]. 中国肺癌杂志，2017，20（6）：5.

［72］徐志华，林嵘嘉，车国卫，等.肺术后咳嗽评估——中文版莱斯特咳嗽量表的应用价值 .[J] 中国肺癌杂志，2017，20（6）：389-394.

［73］高珂，赖玉田，黄健，等.肺癌肺叶切除患者术前存在气道定植菌与术后肺炎的发生有相关性吗 ?[J]. 中国肺癌杂志，2017，20（4）：9.

［74］车国卫，刘伦旭.加速肺康复外科，需要精准治疗吗？ [J] 中国肺癌杂志，2017，20（8）：549-554.

［75］车国卫，刘伦旭，周清华.加速康复外科从理论到实践——我们还需要做什么 ?[J]. 中国肺癌杂志，2017（4）.

［76］杜娜，郭成林，杨梅，等.加速康复外科在中国大陆胸外科临床现状——基于胸外科医生及护士调查分析 [J]. 中国肺癌杂志，2017，20

（3）：6.

［77］杜娜，饶志勇，车国卫，等.肺癌术后短期中链甘油三酯饮食临床效果的前瞻性随机研究 [J].中国肺癌杂志，2016，19（12）：6.

［78］赖玉田，苏建华，杨梅，等.术前短期综合肺康复训练对肺癌合并轻中度慢性阻塞性肺病患者的影响：一项前瞻性随机对照试验 [J].中国肺癌杂志，2016，19（11）：746-753.

［80］赖玉田，苏建华，王铭明，等.I 期非小细胞肺癌患者肺叶切除术后心肺相关并发症种类及其危险因素分析 [J].中国肺癌杂志，2016，19（5）：7.

［81］杨梅，樊骏，周红霞，等.胸腔镜肺癌肺叶切除术后 16F 较 28F 胸腔引流管应用的临床优势 [J].中国肺癌杂志，2015.

［82］车国卫，支修益.肺癌合并慢性阻塞性肺疾病患者围手术期气道管理现状 [J].中国肺癌杂志，2014，17（12）：5.

［83］苏建华，喻鹏铭，周渝斌，等.影响肺癌手术住院费用和快速康复的临床因素分析 [J].中国肺癌杂志，2014，17（7）：536-540.

［84］车国卫，喻鹏铭，苏建华，等.胸腔镜和开放肺叶切除术对肺癌患者心肺运动耐力的影响 [J].四川大学学报：医学版，2013，44（1）：4.

［85］时辉，梅龙勇，车国卫.肺癌术后胸腔闭式引流术应用的新观念 [J].中国肺癌杂志，2010（11）：5.

［86］吴砚铭，车国卫.肺癌术后胸腔引流临床应用新进展 [J].中国胸心血管外科临床杂志，2020，27（3）：5.

［87］戴维，石丘玲，李强，等.基于患者报告结局的症状管理在肺癌外科的应用现状 [J].中国胸心血管外科临床杂志，2020，27（10）：7.

［88］王彦，吴砚铭，王彦文，等.C 反应蛋白 / 白蛋白比值与肺癌患者预后关系的 meta 分析 [J].华西医学，2019，34（1）：8.

［89］徐慧，周坤，林琳，等.肺结节患者术前心理状况的调查分析 [J].中国胸心血管外科临床杂志，2019，26（6）：5.

［90］涂雪花，张祥蓉，郝淼，等.胸腔镜肺叶切除术器械包需要优化吗 ?[J].中国胸心血管外科临床杂志，2018，25（11）：4.

［91］杨思悦，苏兰，龚仁蓉，等.胸腔镜肺叶切除术：器械包模块化应用的临床评价 [J].生物医学工程与临床，2014（3）：4.

［92］车国卫.加速康复外科之围手术期肺康复的临床价值 [J].华西医学，

2018，33（1）：4.

［93］唐煜东，梅小丽，郑娥，等.胸部肿瘤术后患者不良情绪现状及影响因素分析 [J].中国胸心血管外科临床杂志，2018，25（1）：4.

［94］梅建东，车国卫，杨梅，等.加速康复外科（ERAS）理念开启胸外科新篇章——记第一届胸科 ERAS 华西论坛 [J].中国胸心血管外科临床杂志，2017，24（1）：5.

［94］高珂，赖玉田，黄健，等.非小细胞肺癌患者术前肺康复训练前后血清肺表面活性蛋白 D（SP-D）改变与术后肺部并发症相关性的随机对照试验 [J].中国胸心血管外科临床杂志，2017，24（5）：8.

［95］李霞，李川，车国卫，等.ERAS 论坛有助于加速康复外科临床推广应用吗？基于第一届胸科 ERAS 华西论坛会后问卷调查结果分析 [J].中国胸心血管外科临床杂志，2017，24（9）：701-705.

［96］车国卫，刘伦旭.肺康复训练有助于肺癌患者术后快速康复吗 ?[J].中国胸心血管外科临床杂志，2017，24（8）：5.

［97］杨梅，陈娟，车国卫，等.肺癌肺叶切除术患者围手术期有无尿管留置的成本效益分析 [J].中国胸心血管外科临床杂志，2016，23（5）：4.

［98］周洪霞，杨梅，廖虎，等.胸腔镜肺叶切除术后 16F 尿管胸腔引流可行性的前瞻性队列研究 [J].中国胸心血管外科临床杂志，2016，23（4）：7.

［99］赵金兰，邱姝婷，许宁惠，等.尿管留置对胸科手术患者全身麻醉苏醒期躁动影响的前瞻性队列研究 [J].中国胸心血管外科临床杂志，2016，23（4）：4.

［100］车国卫，刘伦旭，石应康.加速康复外科临床应用现状与思考 [J].中国胸心血管外科临床杂志，2016，23（3）：5.

［101］车国卫，李为民，刘伦旭.快速肺康复需要围手术期流程优化 [J].中国胸心血管外科临床杂志，2016，23（3）：5.

［102］王一帆，高科，沈晨，等.术前肺康复运动训练在肺癌患者中的应用现状 [J].中国胸心血管外科临床杂志，2016，23（1）：6.

［103］邱舫，杨梅，王维，等.肺叶切除术后患者无尿管留置的前瞻性队列研究 [J].中国胸心血管外科临床杂志，2015（7）：4.

［104］杨思悦，苏兰，龚仁蓉，等.胸腔镜肺叶切除术：器械包模块化应用的临床评价 [J].生物医学工程与临床，2014（3）：4.

［105］宋志芳，韩兆杰，林琳，等 . SF-36 量表评价胸外科住院患者生活质量的信度和效度 [J]. 中国胸心血管外科临床杂志，2014，21（2）：164-167.

［106］鲍珊，苏建华，廖虎，等 . 合并慢性阻塞性肺病和手术方式对肺癌患者术后快速康复及治疗费用的影响 [J]. 中国胸心血管外科临床杂志，2014，21（1）：17-20.

［107］韩兆杰，宋志芳，苏建华，等 . 单胸腔引流管在肺癌术后快速康复中的应用 [J]. 中国胸心血管外科临床杂志，2014，21（1）：4.

［108］杜恒，廖虎，宋志芳，等 . 胸腔镜手术在中国地市级医院胸外科应用现状的问卷调查 [J]. 中国胸心血管外科临床杂志，2013（3）：5.

［109］周渝斌，刘伦旭，喻鹏铭，等 . 胸腔镜肺叶切除术后心肺功能的快速康复 [J]. 中国胸心血管外科临床杂志，2013（2）：4.

［110］车国卫，刘伦旭 . 单操作孔电视胸腔镜手术临床应用的现状与进展 [J]. 中国胸心血管外科临床杂志 2012，9（2）：175-178.

［111］车国卫，梅龙勇，梅建东，等 . 单操作孔电视胸腔镜手术治疗肺部疾病 158 例临床分析 [J]. 中国胸心血管外科临床杂志，2012，19（2）：116-119.

［112］车国卫，刘伦旭 . 肺癌微创治疗进展癌症进展 [J]. 癌症进展，2011，9（6）：605-609.

［113］沈春辉，车国卫 . 肺康复在肺癌围手术期应用现状与进展 [J]. 中国康复医学杂志，2011，26（7）：4.

［114］沈春辉，梅龙勇，喻鹏铭，等 . 术前肺康复对肺癌合并中 – 重度慢性阻塞性肺疾病患者运动耐力的影响 [J]. 中国胸心血管外科临床杂志，2011，18（6）：4.